KB268004

의료기기 임상총론

본 교재는 보건복지부, 보건산업진흥원의 의료기기산업 특성화대학원 사업의 지원을 받아 성균관 대학교 삼성융합의과학원(SAIHST) 의료기기산업학과에 의해 저술되었음

의료기기 임상총론

발 행 일   2017년 9월 6일

지 은 이   이규성, 고광진, 이신우, 한덕현, 이종희, 홍성화, 최동일, 함태수, 최병옥,
장혜련, 김상준, 이현, 오동렬, 김상진, 정병창, 육순현

펴 낸 이   손 형 국

펴 낸 곳   ㈜ 북랩

편 집 인   선일영   편 집   이종무, 권혁신, 이소현, 송재병, 최예은

디 자 인   이현수, 이정아, 김민하, 한수희   제 작   박기성, 황동현, 구성우

마 케 팅   김회란, 박진관, 김한결

출판등록   2004. 12. 1(제2012-000051호)

주   소   서울시 금천구 가산디지털 1로 168, 우림라이온스밸리 B동 B113, 114호

홈페이지   www.book.co.kr

전화번호   (02)2026-5777   팩 스   (02)2026-5747

ISBN   979-11-5987-785-8 13510(종이책)   979-11-5987-740-7 15510(전자책)

이 도서의 국립중앙도서관 출판예정도서목록(CIP)은 서지정보유통지원시스템 홈페이지(http://seoji.nl.go.kr)와
국가자료공동목록시스템(http://www.nl.go.kr/kolisnet)에서 이용하실 수 있습니다.
(CIP제어번호 : CIP2017022505)

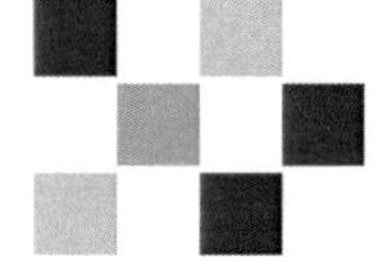

의료기기 임상총론

이규성, 고광진, 이신우, 한덕현, 이종희,
홍성화, 최동일, 함태수, 최병옥, 장혜련,
김상준, 이현, 오동렬, 김상진, 정병창, 육순현
공동 저

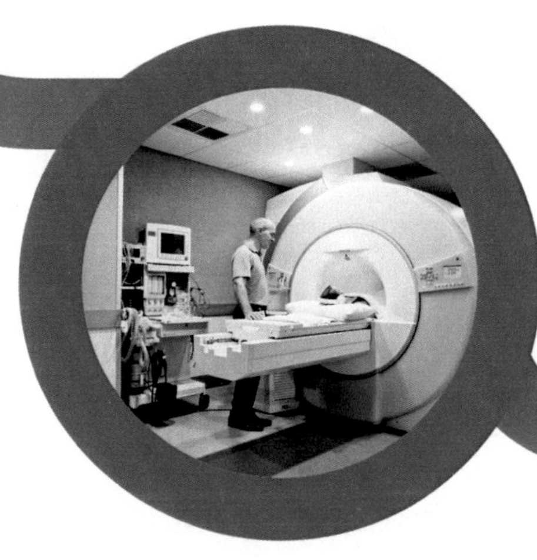

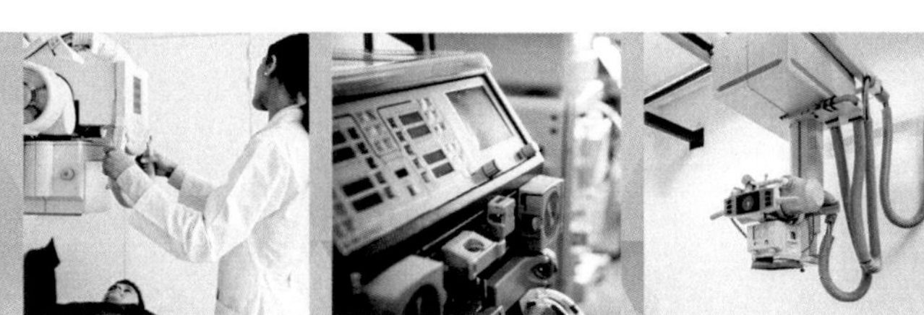

북랩 book Lab

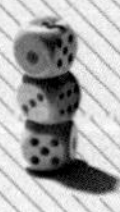

차 례

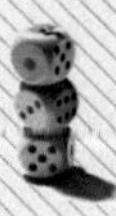

차 례

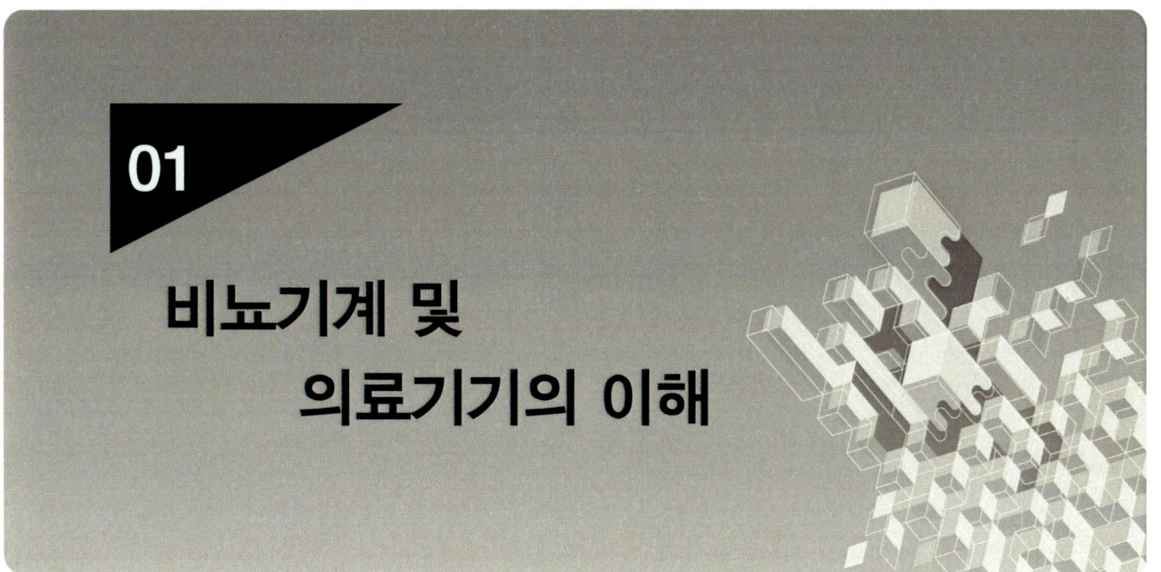

비뇨기계 및 의료기기의 이해

1.1 비뇨기계의 이해

1.1.1 비뇨기계의 해부학/생리학적 이해

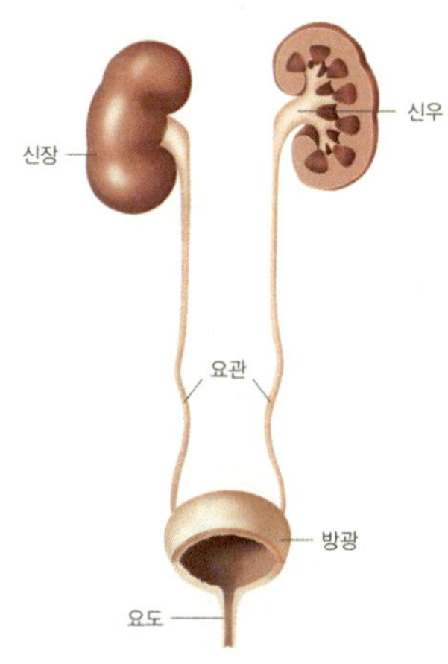

[그림 1-1] 비뇨기계 모식도

비뇨기계는 체내를 순환하는 혈액을 통해 운반되어 온 대사산물로부터 유독성 물질(요소, 요산 등), 비독성 물질(수분, 비유기성 염분 등)이 포함된 소변(urine)을 걸러내는 역할을 한다. 비뇨기계는 신장, 요관, 방광, 요도와 주변 조직으로 이루어져 있다.

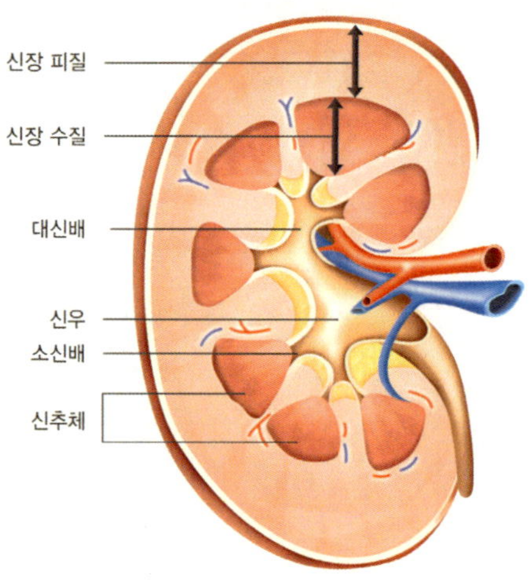

[그림 1-2] 신장의 모식도

　　신장은 가로막(diaphragm) 아래 위치하며 우측 신장은 간(liver) 하방에 있고 좌측에 비해 1~2㎝ 아래에 위치한다. 신장의 크기는 대략 가로 6㎝, 세로 10㎝, 두께는 4㎝이며 무게는 약 130~150g 정도이고 호흡으로 4~5㎝ 위아래로 이동할 수 있다. 신장의 실질(parenchyma)을 바깥쪽은 피질(cortex), 안쪽은 수질(medulla)로 구분하며, 집합계는 신우(pelvis)와 신배(renal calyx)로 구성된다. 신장은 소변의 배설, 수분, 삼투압 및 산염기의 조절에 관여한다.

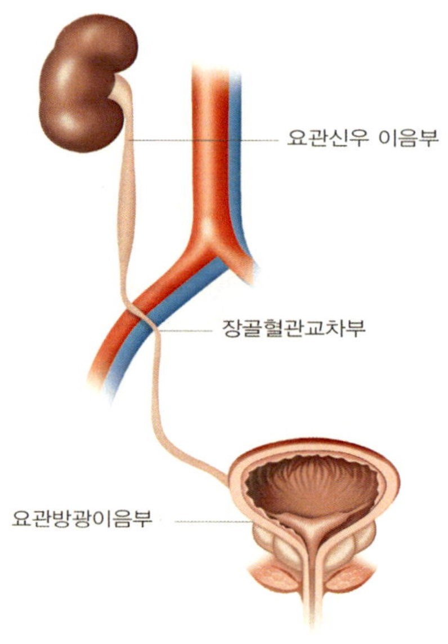

[그림 1-3] 요관의 생리적 좁은 부위

　　요관은 신장과 방광 사이에서 소변이 지나가는 통로의 역할을 하는 기관으로 성인의 요관 길이는 일반적으로 22~30㎝ 정도이며 우측이 좌측에 비해 짧다. 요관 결석이 자주 발생하는 부위는 요관이 좁아지는 부위(요관 신우 이음부, 장골 혈관 교차부, 요관 방광 이음부)에서 자주 발생하고 그 가운데 방광 요관 이음부가 가장 좁다. 집합계와 요관, 방광 및 후부 요도 조직은 모두 같은 요로 상피(urothelium)로 덮여 있다. 요관 속의 소변은 근육층의 연동 운동으로 방광으로 내려가게 된다.

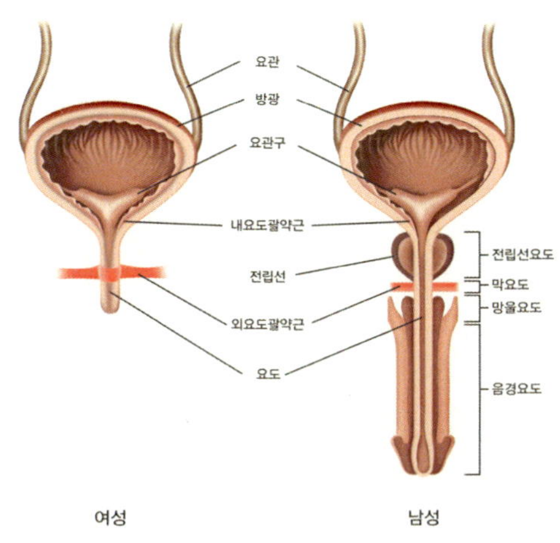

[그림 1-4] 방광 및 요도의 구조

　　방광은 소변의 저장과 배출을 담당하는 근육기관이다. 방광의 평균 용적은 약 400ml 이며, 치골 결합 후방에 위치한다. 방광은 기저부(base), 천장(dome), 좌-우측 측면(lateral wall), 전벽(anterior wall), 방광 경부(bladder neck)로 이루어져 있고 방광과 직장 사이에 여성은 자궁과 질이 있고 남성은 정관과 정낭이 있다. 요도는 방광에 저장되어 있는 소변을 몸 밖으로 배출하는 통로 역할을 하는 기관이다. 성인 여성의 평균 요도 길이는 4cm이며, 직경은 0.6~0.8cm이다. 요도의 후방은 질의 앞쪽 벽에 부착되어 있다. 요도의 원위부 2/3 지점에 돌림근(circular muscle)이 있으며 수의 외요도 조임근의 역할을 한다. 성인 남성의 평균 요도 길이는 15~20㎝이며 후부 요도와 전부 요도로 나눈다. 후부 요도는 전립선 요도(prostatic urethra)와 막요도(membranous urethra)로 나눌 수 있다. 전부 요도는 망울 요도(bulbous urethra)와 음경 요도(penile urethra)로 나뉜다. 전립선 요도는 3㎝ 정도 길이에 직경이 가장 넓으며 좌우 사정관(ejaculation duct)이 개구하는 정구(verumontanum)가 존재한다. 막요도는 요도 중 가장 좁은 부위로 2.0~2.5㎝의 길이를 보이고 수의 외요도

조임근의 역할을 하는 횡문근으로 둘러싸여 있다. 음경 요도에서 막 요도로 이어지는 음경 요도에서 넓어지는 부위를 망울요도라고 한다. 전립선은 방광 직하방에 있으며 전립선 요도를 둘러싸고 있는 20g 정도 크기의 기관이다. 전립선에서 나오는 분비물은 독특한 냄새를 풍기는 묽은 유백색 액체이며 정자 운동을 자극하는 역할을 한다.

1.2 비뇨기계 관련 의료기기의 이용

1.2.1 체외충격파쇄석술(ESWL: Extracorporeal shock wave lithotripsy)

1.2.1.1 체외충격파쇄석술의 목적

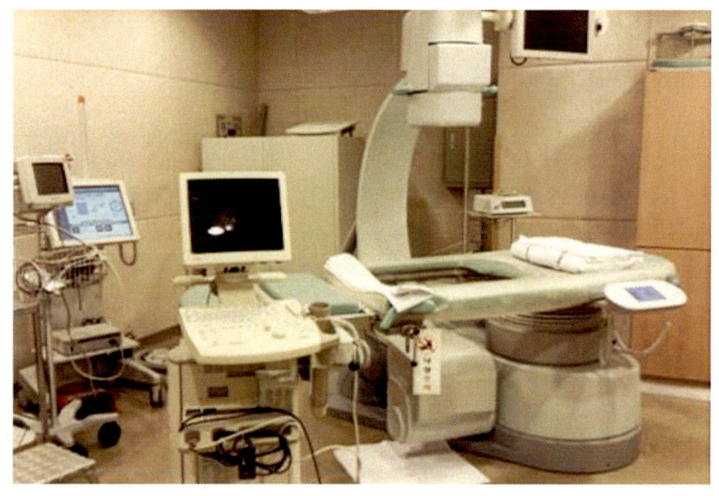

[그림 1-5] 체외충격파쇄석기의 모습

체외충격파쇄석술은 수술 없이 몸 밖에서 높은 에너지의 충격파를 발사하여 요로돌을 자연 배출이 가능한 크기로(2㎜ 이하) 잘게 부수는 치료법으로 작은 공간에서 갑자기 에너지를 발생시켜 충격파를 만들어 내는 원리를 이용하고 있다. 첫 ESWL은 1980년 독일의 Dr. Christian Chaussy에 의해 Dornier HM1 lithotripter를 이용하여 성공적으로 시행되었다. 북미 지역에서는 Dr. James Lingeman이 Dornier HM3 lithotripter를 이용하여 처음으로 체외충격파쇄석술을 시행하였다.

1.2.1.2 체외충격파쇄석술의 원리

충격파는 작은 공간에서 갑작스러운 에너지 방출로 인하여 공기나 물속에서 발생되는 높은 압력의 고에너지이다. 충격파는 액체 내에서 공동화 현상을 유발하여 공기 방울을 만들고 공기 방울이 없어지면서 고에너지가 방출되는 원리이다. 충격파는 차이가 큰 두 가지 음향 성질을 가진 매질이 충격파가 지나갈 때 나타내는 압력 차이와 연관이 있으며 충격파의 분쇄력이 견고한 표면을 유지하는 힘보다 강할 경우 분쇄되는 원리를 이용하고 있다. 또한, 충격파는 반사되는 특성이 있어 한 가지 초점에 모을 수 있으며 물에서 발생시킨 충격파는 신체와 물의 음향 농도가 유사하여 소실 없이 신체로 전달되게 할 수 있다.

체외충격파쇄석기는 충격파 에너지 발생장치, 충격파 전달 매체, 위치측정장치로 구성된다.

1) 충격파 에너지 발생장치(Generator)

충격파를 발생시키는 기술은 크게 세 가지로 나눈다.

- 수중 방전식 발생장치(Electrohydraulic(spark gap) Generator)

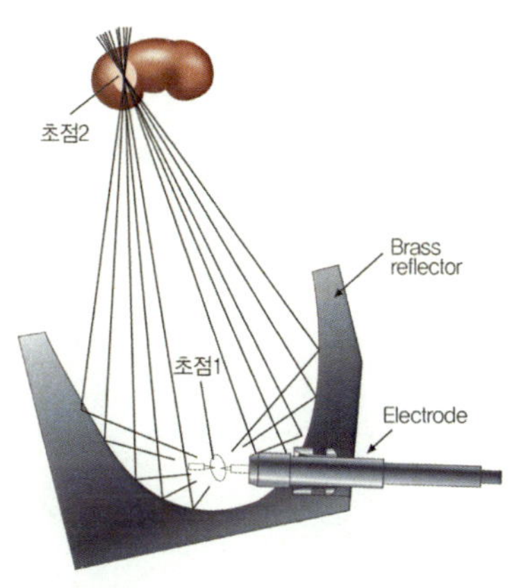

[그림 1-6] 수중 방전식 발생장치

고압의 전기에너지(15,000~25,000volts)가 1mm의 불꽃간극(spark-gap) 사이로 전해면서 전극(electrode) 주변의 물을 급속도로 증발시키며 주변 액체를 팽창시키는 폭발 작용에 의해 충격파가 발생하고 타원형의 반사 구조로 목표 지점에 충격파를 결집시키는 원리를 가진다.

- 압전식 발생장치(Piezoelectric Generator)

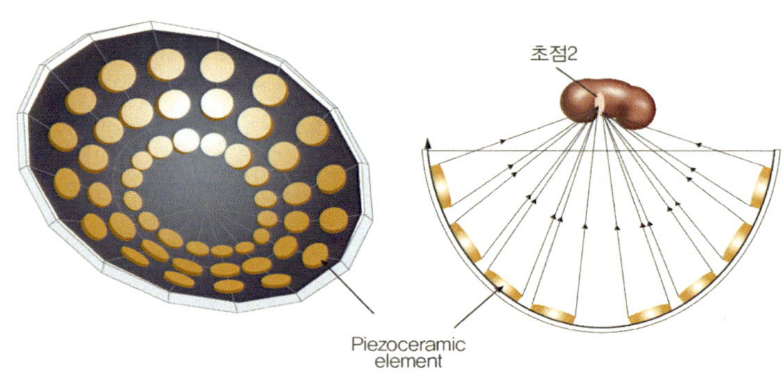

[그림 1-7] 압전식 발생장치

원형의 접시에 나열된 자기 크리스탈이 고빈도 고압의 진동(pulse)과 자기 크리스탈의 급속한 팽창에 의해 충격파가 생성되며 치료에 필요한 충격파를 생성하기 위해서는 300~3,000개의 자기 크리스탈이 필요하다. 접시의 형상이 구면(spherical)을 하고 있어 충격파를 결집시킬 수 있다. 불꽃간극(spark-gap) 방식의 에너지 발생장치에 비해 통증이 적은 장점이 있다.

- 전자기식 발생장치(Electromagnetic Generator)

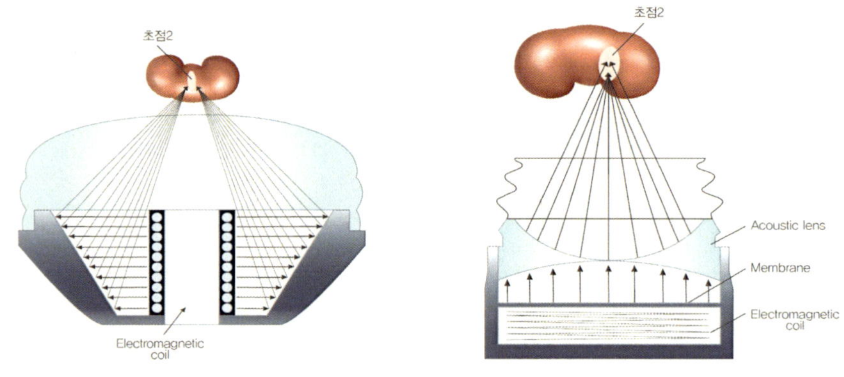

[그림 1-8] 전자기식 발생장치

얇은 절연판 사이에 구분된 원통형의 판으로 전기적 자극(electrical impulse)이 이동하는 전자기 압력(electromagnetic pressure)에 의해 충격파가 생성되는 원리이다. 크기가 작아 이동에 편리하며 결석의 분쇄력이 증가하였다.

2) 충격파 전달 매체

초기에는 큰 물탱크 속에 들어가야 충격파를 전달할 수 있었으나 물주머니나 수용성 젤을 시용한 시스템(water cushion coupling system)을 사용하면서 환자의 자세가 단순화되고 물에 들어갈 필요가 없어 편리성이 증가되었다.

3) 위치측정장치

위치측정장치는 치료의 목표 지점을 확인하기 위한 장치로 X-ray의 원리를 이용한 방사선 영상 증폭장치와 초음파 두 가지가 있다.

1.2.1.3 체외충격파쇄석술의 적용 범위

체외충격파쇄석술의 모든 상부 및 하부 요관석과 신석이 치료 대상이 될 수 있으며, 결석의 크기는 2~2.5㎝ 이하인 경우에 잘 치료되는 것으로 알려져 있다. 치료 후 요석의 배출까지 시간이 소요되며 파쇄된 결석이 배출되는 데 일반적으로 2주가량 소요되는 것으로 알려져 있다. 치료 성공률은 결석의 크기에 따라 달라질 수 있다(< 1㎝: 80~98%, 1~2㎝: 65~86%, 2~3㎝: 38~72%, 3㎝≤: 34~74%). 신장 결석 치료 평균 성공률은 76%(48~85%)이나 하부 신배결석의 경우 59%(42~73%)로 낮은 것으로 알려져 있다. 체외충격파쇄석술의 단점은 결석의 크기가 크거나 골반 뼈에 가려진 결석의 경우 성공률이 낮아지며 육안적 혈뇨, 신장 피막하 혈종, 요로 감염, 결석로(steinstrasse) 등의 합병증이 동반될 수 있다는 것이다. 체외충격파쇄석술의 절대 금기는 임신한 여성 및 교정이 되지 않는 응고장애 환자이다. 가임기 여성의 하부 요관석, 300파운드(약 136㎏) 이상의 과체중, 복강 내 대동맥류(aortic aneurysm), 활동성 요로 감염, 결석 하부의 폐색이 있는 환자 등은 체외충격파쇄석술의 상대적 금기 대상이다.

1.2.1.4 체외충격파쇄석술의 최신 동향

1) 음향 피드백 시스템(Acoustic feedback system)

결석의 파쇄에 대한 확신이 없어 과도한 충격파를 사용하게 되면 주변 조직의 손상과 같은 부작용이 발생할 가능성이 높아진다. 음향 피드백 시스템은 충격파를 감지하는 광대역 수신기(broadband receiver)를 사용하며 결석으로 전도되는 음파의 반향(reverberation)

을 분석한다. 파쇄되어 작아진 결석에서는 고주파 신호의 반향이 나오게 된다. 결석의 파쇄 여부를 확인할 수 있어 불필요한 충격파의 사용을 줄여줄 수 있을 것으로 예상한다.

2) 결석 모니터링 시스템

결석의 치료 시 결석이 부분 치료 구역(focal zone)에 오래 머물수록 우수한 결석 치료 효과를 예상할 수 있다. 하지만 신장 결석 및 상부 요로 결석의 경우 호흡에 의한 움직임에 영향을 받게 되며 결석이 부분 치료 구역 이외에 머무르게 되면 치료 효과가 떨어지게 된다. 따라서 체외충격파쇄석술 시행 중 결석을 추적하는 시스템(초음파 영상장치, 추적 알고리즘 사용 등)을 사용하여 지속적으로 결석에 충격파가 가해지도록 유도하는 방법이다.

3) 초음파를 이용한 잔석제거시스템

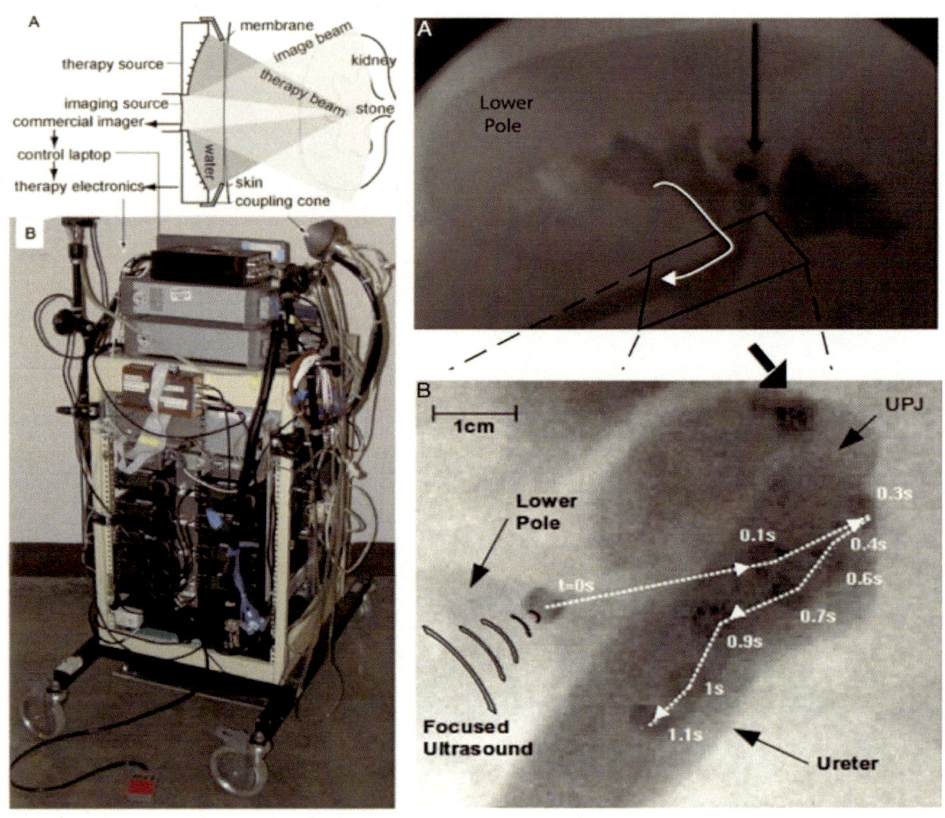

[그림 1-9] Focused ultrasound technology를 이용한 잔석제거시스템

신장 결석 치료에 체외충격파쇄석술을 시행할 경우 잔석으로 인하여 추가적인 치료가 필요한 경우가 있다. 특히 하극 신배(lower pole calyx)에 잔석이 위치할 경우 더욱 치료가 어려울 수 있다. 최근 Shah 등의 연구에 따르면 Focused ultrasound technology를 동물 모델에 적용하여 결석이 요관으로 빠져나갈 수 있도록 유도하는 방법이 성공적으로 진행되었음이 보고되었다. 이러한 기술을 실제 임상에 사용할 경우 충격파쇄석술 시행 후 발생하는 잔석을 치료하는 방법의 변화가 예상된다.

1.2.2 요역동학검사(UDS: Urodynamic study)

1.2.2.1 요역동학검사의 목적

비뇨기계에서 소변의 저장과 배출을 담당하는 기관인 하부요로(lower urinary tract)는 방광과 요도로 구성되어 있다. 정상적인 배뇨 주기는 소변을 저장하는 시기와 소변을 배출하는 시기로 구분된다. 소변을 저장하는 시기에는 신장에서 생성된 소변이 방광에 축적되면서 방광의 용적이 증가하지만, 정상적인 상태에서는 방광 내 압력은 낮은 상태로 일정하게 유지되는 특징이 있다. 방광 근육이 늘어남에 따라 교감 신경의 활성화가 이루어지고 최대 저장 용적에 도달할 때까지 지속적인 방광근육의 이완과 요도의 수축을 통해 소변이 새지 않도록 유지한다. 저장 시기는 수의적으로 배출 시기로 전환된다. 소변을 배출할 때는 우선 요도가 이완된 후 방광 수축이 이루어지고 점진적인 방광 근육의 수축과 방광 압력의 증가에 따라 소변 배출이 이루어진다.

이와 같은 소변의 저장과 배출은 방광과 요도의 동적인(dynamic) 과정을 통해 이루어지기 때문에 하부요로의 기능을 알아보는 방법을 총칭하여 요역동학검사(urodynamic study)라고 한다. 요역동학검사는 환자의 증상을 객관적으로 재현할 수 있어야 하며 환자의 증상과 결과 사이의 상관관계 및 병태생리를 파악하여 적절한 치료 방침을 세우는데 중요한 검사이다. 하부요로의 증상들은 매우 다양하지만 같은 증상이라도 원인은 매우 다를 수 있으며 한 원인에 의해서도 다양한 증상이 발생할 수 있다. 요역동학검사를 시행하는 적응증은 요실금, 방광출구폐색, 신경인성방광 등 다양하지만, 처음부터 하부요로의 증상이 있다고 해서 요역동학검사를 시행하는 것은 아니다. 이번 장에서는 기본적인 요역동학검사의 종류와 원리, 최근 개발되고 있는 검사 장비를 소개하고자 한다.

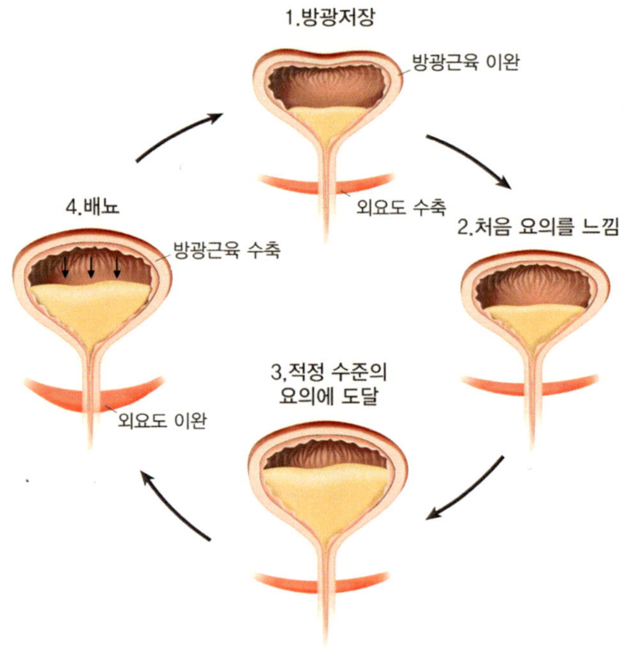

[그림 1-10] 정상적인 배뇨 주기

1.2.2.2 요역동학검사의 종류와 원리

1) 요류검사(Uroflowmetry)

요류검사는 환자가 배출하는 요의 흐름을 기계적으로 분석하는 비침습적인 방법으로 하부요로 증상이 있는 환자에게 방광과 요도의 기능을 간단하게 예측할 수 있는 기본적인 검사법이다. 검사방법은 적당하게 방광에 소변이 찬 상태에서 환자가 요의를 느끼게 되면 깔때기 모양의 배뇨통에 소변을 보게 하며 배뇨 시작과 종료까지의 시간과 모아진 요량을 분석하게 된다.

분석된 결과는 그래프화되어 요류 곡선으로 표현되는데 y축은 요속(Flow rate, ml/s)으로 x축은 배뇨 시간(time, sec)으로 표현된다. 요속은 단위 시간당 배출된 요량으로 정의하며 배뇨량(Voided volume)은 요도를 통해 환자가 배출한 전체 요량을 말하며, 최대 요속(Maximum flow rate)은 요류곡선에서 y축의 최댓값을 의미한다.

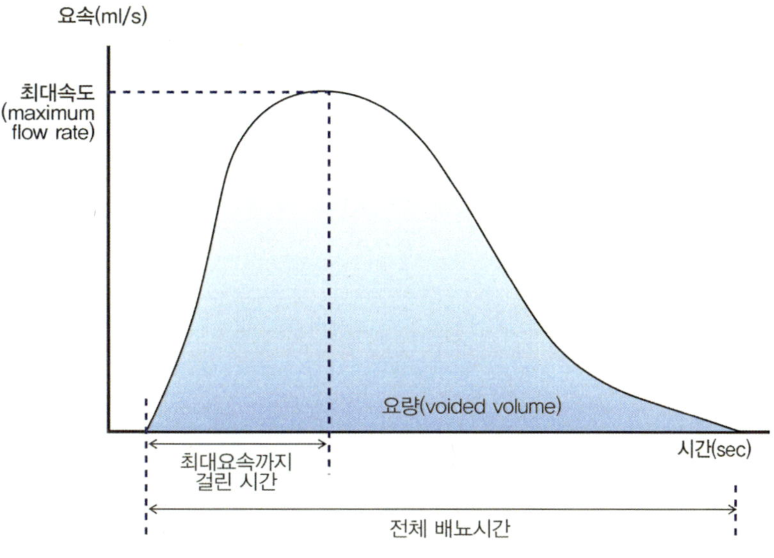

[그림 1-11] 정상 요류 곡선의 도식적인 그림

요류검사에 사용되는 장비는 원리에 따라 무게 변환 요속측정기(load cell system)와 회전판을 이용한 요속측정기(spinning disk system)가 있다. 무게 변환 요속측정기는 압력변환장치가 설치되어 배뇨 시 떨어지는 소변의 압력 혹은 무게를 측정하여 요량으로 환산해주는 원리이다. 회전판을 이용한 요속측정기는 모터에 의해 일정한 속도로 회전하는 회전판을 가지고 있다. 이때 회전판의 속도는 배뇨 시 떨어지는 소변의 무게에 의해 변할 수 있는데 일정한 속도로 회전하는 데 필요한 전기적 신호가 궁극적으로 요속과 비례하는 원리를 이용한 장비이다.

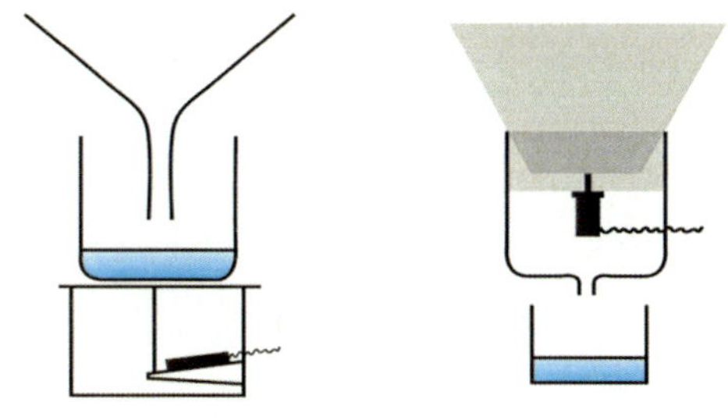

[그림 1-12] 무게변환방식의 요속측정기(좌측)와 회전판을 이용한 요속측정기(우측)의 모식도

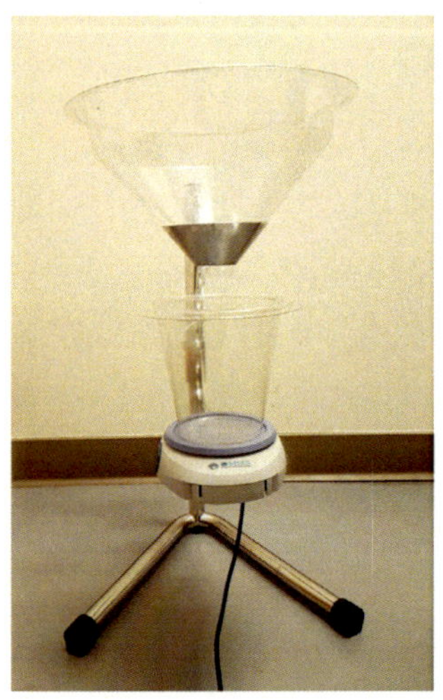

[그림 1-13] 무게 변환 요속측정기(Load cell system) 검사 시 환자는 깔때기 모양의 소변 통에 배뇨하며 아래 무게변환장치를 통해 요속이 그래프로 변환되어 나타난다.

일반적인 정상 최대 요속은 남자의 경우 20-25 ml/s이며, 여자의 경우 25-30 ml/s이다. 요류검사 결과에서 가장 중요한 요소는 요류 곡선의 형태이다. 정상적인 요류 곡선은 그림 1-11과 같이 지속적이며 종 모양의 부드러운 곡선을 보이며 빠르게 증가하는 요류를 보인다. 방광출구폐색이 있는 환자의 요류 곡선은 거의 항상 낮은 요속을 보이고 평탄한 곡선 형태를 보인다. 요류검사에서 요류가 반복적으로 중단되고 요동을 보이는 경우 배뇨 시 환자가 배에 힘을 주기 때문이며 일반적으로 최대 요속은 낮으며 요속이 감소되는 규칙적인 모습을 보이게 된다.

2) 방광내압측정술(Cystometry)

방광내압측정술은 요역동학검사의 기본이 되는 방법으로 방광의 수동적 방광충전(bladder filling)과 능동적 방광수축(bladder contraction) 기간에 발생하는 방광 내의 압력 변화를 측정하는 검사이다. 뒤에서 설명하겠지만 방광내압측정술이나 압력요류검사는 동일한 장비를 통해 시행되는 검사이나 능동적 방광 수축 기간은 배뇨가 이루어지는 시기이므로 방광내압측정 및 동시에 배출되는 소변의 요류의 확인이 필요하므로 압력요류검사라는 용어를 사용하게 된다.

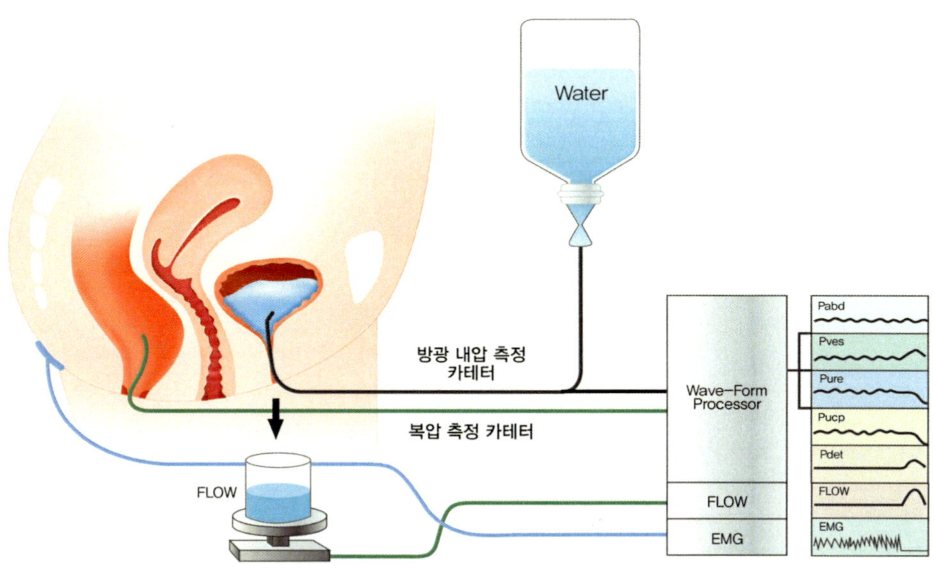

[그림 1-14] 방광내압측정술 및 압력요류검사 모식도

방광내압측정술 시에 측정되는 압력은 방광내압(intravesical pressure), 복압(abdominal pressure), 그리고 배뇨근압(detrusor pressure)이다. 하지만 배뇨근압은 직접적으로 측정할 수 있는 값이 아니기 때문에 방광내압과 복압의 차이 값으로 계산된다(배뇨근압 = 방광내압 - 복압)

방광내압측정술을 통해서는 (1) 방광의 감각, (2) 배뇨근의 활성(불수의적 방광수축의 유무), (3) 방광순응도(bladder compliance), (4) 방광용적(bladder capacity)를 확인할 수 있다. 검사는 보통 누워서 시행하며 그림 1-14에서처럼 방광내압측정술을 시행하기 위해서는 방광 충전과 함께 방광내압이나 요도내압까지 측정할 수 있는 이중관카테터(dual lumen catheter)를 요도를 통해 삽입한다. 복압을 측정하기 위해 직장 카테터를 항문을 통해 삽입한다. 방광내압과 복압을 대기압 하 영점 조정을 한다. 방광내압 및 복압의 그래프 양상을 모니터를 통해 확인하면서 검사를 진행한다.

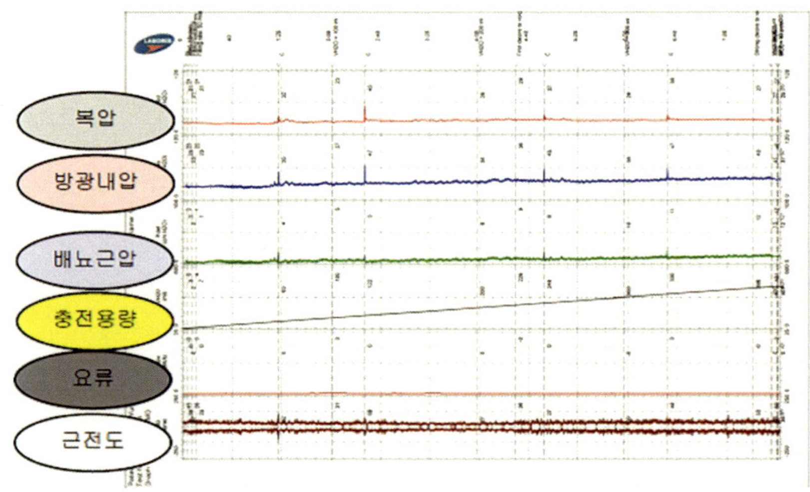

[그림 1-15] 방광 충전 시 정상 배뇨근의 기능을 나타내는 방광내압측정술 결과 그래프

이중관카테터를 통해 보통 분당 50ml의 속도로 생리식염수를 방광 내 주입하면서 방광충전을 시작으로 방광의 감각을 확인할 수 있는데 첫 방광충만감, 첫 요절박감, 강한 요절박감 등을 물어보아야 한다.

방광충전 시 배뇨근의 기능은 정상 또는 과활동성으로 나눌 수 있다. 정상적인 배뇨근의 기능(그림 1-15)은 방광충전 시기 동안 배뇨근의 압력은 일정하게 유지되는 상태를 의미한다. 배뇨근과활동성(detrusor overactivity)은 방광충전 불수의적으로 배뇨근이 수축되는 것을 의미한다. 방광순응도(compliance)는 다른 말로 방광근육의 탄력성으로 방광내압의 변화에 따르는 방광용적의 변화이며 다음과 같은 공식에 의해 계산된다.

C = ΔV / ΔPdet

C; 순응도 (ml/cmH$_2$0), V; 방광 부피, Pdet; 배뇨근압

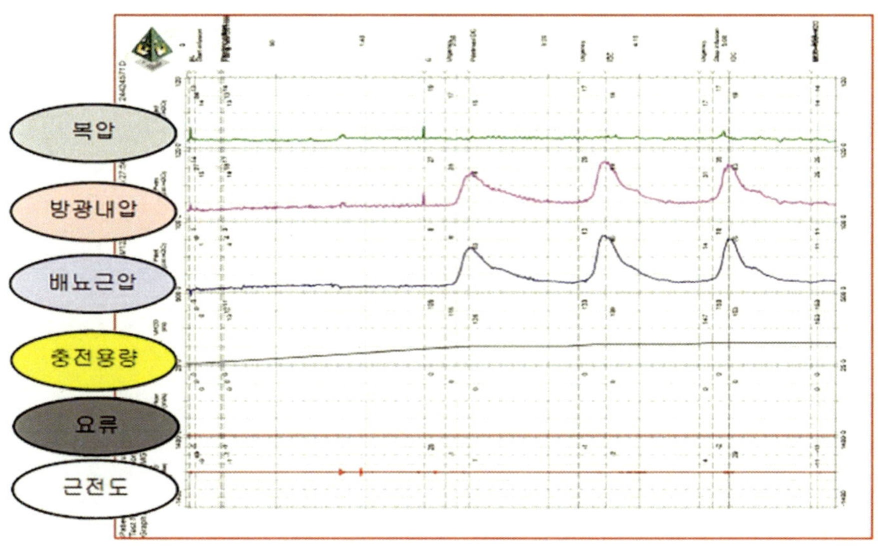

[그림 1-16] 방광충전 시 배뇨근과활동성을 나타내는 방광내압측정술 결과 그래프. 배뇨근압(파란
색 선)이 검사 중 3차례 불수의적인 수축(압력 상승)을 보여주고 있다.

ΔV는 검사 시 방광의 최대 부피 (최대충전용량)로 정의할 수 있으며 $\Delta Pdet$는 검사를 시
작하여 방광이 비어있는 상태의 배뇨근압과 최대방광용적일 때의 배뇨근압의 차이를 의
미한다. 정상적으로는 방광충전시기 동안 배뇨근압의 변화는 일정하게 유지되며 탄력
성이 좋아서 낮은 압력에서 소변을 많이 저장할 수 있다. 하지만 탄력성이 떨어져 방광
충전이 일어나는 기간 동안 배뇨근압이 증가되는 경우에는 순응도는 감소되는 결과값을
얻게 된다. 일반적으로 순응도가 20 ml/cmH$_2$0 이하인 경우 순응도가 감소되어 있는 상
태로 판단한다. 원인으로는 만성염증, 방광결핵, 골반부위 방사선조사력, 과거 방광 수
술력 등과 같은 흉터에 의해 이차적으로 발생할 수 있으며 신경학적인 원인에 의해 긴장
도가 증가되어 발생할 수도 있다.

방광내압측정술 검사 중 마지막으로 방광용적을 확인할 수 있다. 방광감각이 정상인
환자에 있어서 방광이 충전되는 기간 동안 더 이상 배뇨를 참을 수 없을 때의 방광의 용
적을 최대방광압용적(maximal cystometric capacity)이라 한다.

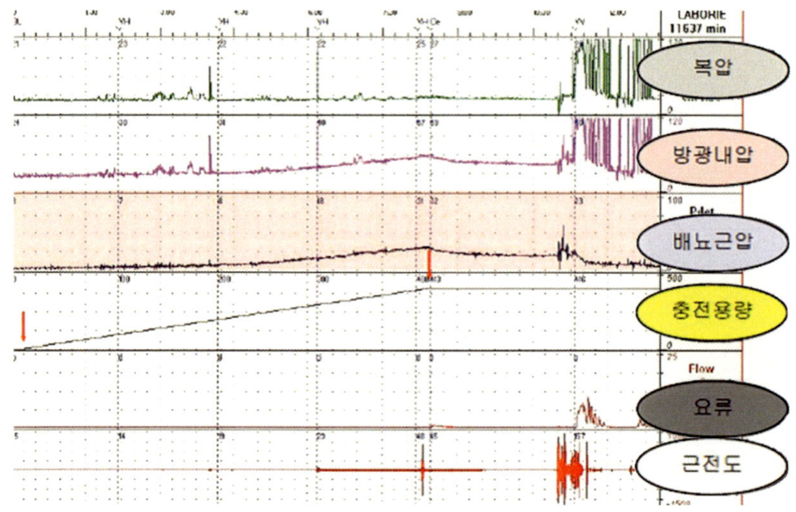

[그림 1-17] 방광순응도가 감소된 경우. 최대충전용량은 470 ml이며,최대 충전 용량일 때 배뇨근압과
검사 시작 시 배뇨근압의 차이는 29 cmH_2O로 방광순응도는 위 공식에 따라 470/29로
약 16ml/cmH_2O임을 확인할 수 있다.

3) 압력요류검사(Pressure-flow study)

환자가 배뇨하는 동안 방광내압과 요류를 동시에 측정하는 검사방법으로 배뇨시기에
발생하는 문제에 대해 진단이 가능하다. 측정하는 변수와 기본검사 방법은 앞서 설명한
방광내압측정술과 동일하며, 요류검사가 동시에 시행된다는 점이 차이가 있다. 대개는
방광내압측정술이 끝나고 환자가 소변을 참기 어려울 때 배뇨를 하는 시점부터 압력요
류검사를 시행하게 된다. 이 검사는 방광출구폐색이 의심되는 하부요로증상을 평가하
는 데 유용하다. 요류검사만 단독으로 시행하였을 때 요속이 정상보다 낮으며 잔뇨량이
많다고 하여 방광출구폐색을 확진할 수는 없다. 방광출구폐색은 없어도 배뇨근의 수축
력이 저하된 환자에서도 낮은 요속과 많은 잔뇨량을 보일 수 있기 때문이다. 압력요류검
사를 통해서 배뇨근압에 대한 평가와 최대 요속에 대한 평가가 동시에 이루어질 때 방광
출구폐색과 배뇨근의 수축력 저하를 감별할 수 있게 된다.

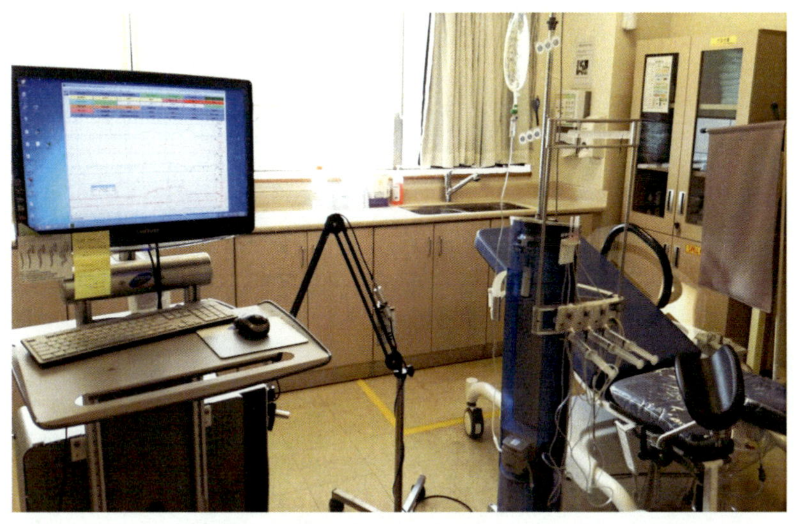

[그림 1-18] 방광내압측정술 및 압력요류검사에서 사용되는 요역동학검사장치

배뇨 중 배뇨근압 결과에 따라 다음 4가지 결과를 확인할 수 있다. (1) 정상 배뇨, 폐색이 없으면서 수의적으로 배뇨를 시작할 수 있으며 배뇨근이 지속적으로 수축하여 정상 시간 내 완전히 방광을 비우는 것을 말한다. (2) 방광출구폐색, 배뇨 시 낮은 요속을 보이면서 배뇨근압은 높게 나타나는 경우이다. (3) 배뇨근 저활동성, 배뇨 시 낮은 요속을 보이면서 배뇨근압도 낮게 나타나는 경우이다. (4) 무수축성 배뇨근, 검사 시행 동안 배뇨근 수축이 전혀 확인되지 않는 경우이다.

4) 근전도검사(Electromyographic study)

근전도검사는 외요도괄약근, 요두주변의 횡문근, 항문괄약근, 골반저근의 활성을 측정하는 방법이다. 요역동학검사 시행 시 배뇨근과 방광기저근육의 부조화가 의심이 되는 경우 근전도검사 결과를 통해 확인할 수 있다.

1.2.2.3 요역동학검사의 최신 동향

아직까지는 위에서 설명한 압력요류검사가 배뇨 시 압력을 측정하는 표준 검사법이지만 카테터를 요도 및 직장에 삽입해야 하는 불편감 등으로 인해 덜 침습적인 검사방법에 관한 연구들이 활발히 진행 중에 있다.

1) 방광근육두께 측정법(Bladder/Detrusor Wall Thickness, DWT)

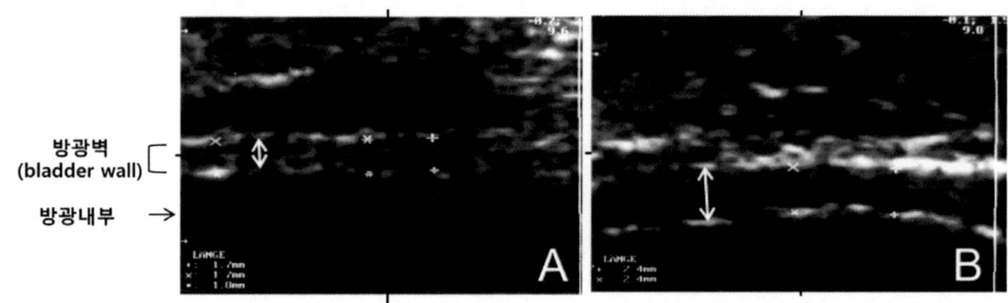

[그림 1-19] 초음파 장치를 이용하여 하복부의 단면을 관찰한 모습. 방광전벽(anterior bladder wall)의 hyperechoic line (X 와 +로 표기; 그림에서 하얗게 보이는 두 층) 사이를 확인함으로써 방광근육(detrusor)의 두께를 측정할 수 있다. (A) DWT : 약 1.7-1.8mm로 측정되며 방광출구폐색이 없는 환자, (B) DWT : 약 2.4m로 측정되며 방광출구폐색이 존재하는 환자(출처: European Urology 2007; 52(3): 827-835)

전립선비대 등으로 인하여 방광 출구의 폐색이 진행을 하게 되면 방광근육의 두께 또한 비대해질 수 있다. 이러한 현상을 응용하여 방광근육두께 측정을 통해 방광출구폐색을 진단할 수 있는 연구가 진행되었다. 하지만 방광종양이나 방광 내 감염 질환이 있을 경우 방광근육 두께가 과대평가될 수 있다. 따라서 방광근육두께 측정법은 하나의 대안이 될 수는 있지만, 방광출구폐색의 정도에 비해 나이에 따라 자연적으로 섬유조직과 콜라겐을 증가시킬 수 있는 다른 질환들이 존재할 경우에는 부적절할 수도 있다. 초음파

장치를 이용하여 용이하게 DWT를 확인할 수 있기 때문에 비침습적으로 방광출구폐색을 감지할 수 있고 남성의 하부요로증상에 대한 약물치료(알파 차단제)의 잠재적 반응성도 예측할 수 있지만 아직까지 측정 경계치는 그렇게 잘 정의되어 있지 않다. 어떤 연구는 이 값으로 2mm나 그 이상의 두께 변화로 제시하였지만 다른 연구들은 폐쇄증 환자와 폐쇄증을 앓지 않는 환자들 사이에서 아무런 차이점을 찾지 못했다.

2) 음경커프검사(Penile Cuff Test)

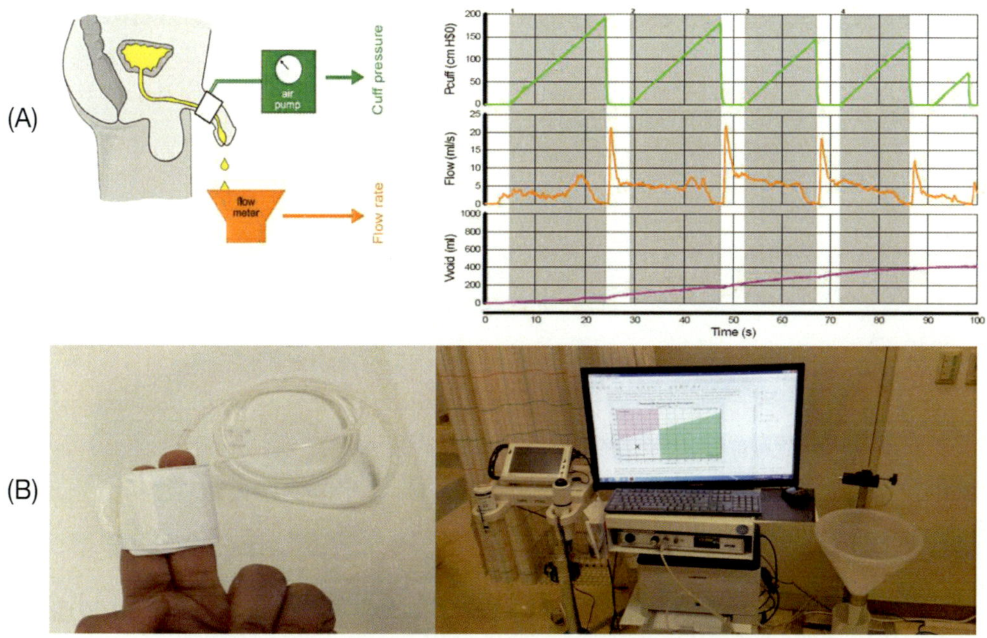

[그림 1-20] 음경커프검사. (A) 모식도 (B) 실제 장비 사진

음경커프검사는 방광출구폐색을 진단하기 위해 침습적인 압력요류검사를 피하기 위해 개발된 검사방법으로 혈압을 측정하는 원리와 동일하다. 음경을 커프로 둘러싸고, 환자가 소변 유량계 안으로 소변을 보도록 한 후 커프에 일정한 속도로 압력을 올려서 배뇨가 중단되는 시점의 압력과 커프 압력을 풀었을 때 나타나는 요속의 최대치 간의 상관관계를 그래프로 보여줌으로써 방광 출구의 폐색 유무를 확인할 수 있게 된다. Griffiths 등은 과거 연구에서 위 검사법을 이용하여 폐쇄증 환자와 비 폐쇄증 환자들을 구분하기 위한 노모그램이 제시하였다. 능숙한 관찰자들 사이에는 커프 검사 결과의 해석에 관해

의견 일치가 있다는 결론을 내렸지만, SIU의 국제 남성 LUTS 진단(Societe Internationale d'Urologie international consultation of LUTS in men)에는 아직 추천되는 기준은 없다.

1.2.3 전립선비대증과 레이저 (Benign Prostatic Hyperplasia & Laser)

1.2.3.1 비뇨기질환과 레이저의 이용

비뇨기과 영역에서 레이저를 최초로 활용한 기록은 1963년 Fine 등이 햄스터의 방광 종양에 레이저를 조사한 것으로 이후 기술의 발달 및 수술의 발전을 통해 다양한 레이저를 이용한 비뇨기계 수술이 환자 치료에 활용되고 있다. 비뇨기과 영역에서는 대부분 전립선조직을 제거하는 전립선비대증 치료에 레이저의 이용이 주종을 이루고 있다. 양성 전립선비대증(benign prostatic hyperplasia)이란 중년 남성에서 발생하는 흔한 질환 중의 하나로 60~70세 남성 중 약 40~70%에서 발병하는 것으로 알려져 있다.

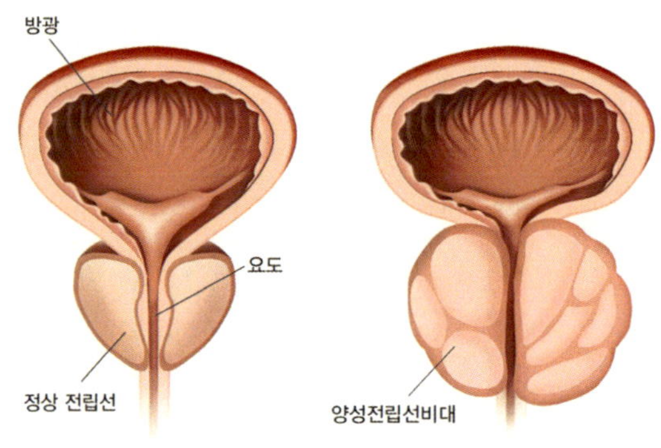

[그림 1-21] 정상전립선과 양성전립선비대

증상은 약뇨, 빈뇨, 소변 주저, 요절박, 야간뇨와 같은 배뇨증상이 있으며 삶의 질을 저해하는 중요한 요소가 될 수 있다. 치료로는 약물 요법을 일차적으로 고려해 볼 수 있으며 약물치료에 반응하지 않거나 증상이 심한 경우에는 수술적 치료가 고려된다. 수술적 치료에는 다양한 방법들이 있지만, 레이저를 이용한 전립선치료는 조직을 선택적으로 절제하고 응고 및 기화의 방법으로 출혈과 합병증을 줄이고, 빠른 회복을 가능하게 하여 최근 유용한 치료법으로 자리매김하고 있다. 이번 장에서는 전립선비대증 치료에 활용되는 레이저의 종류 및 특징 등에 대해 알아보겠다.

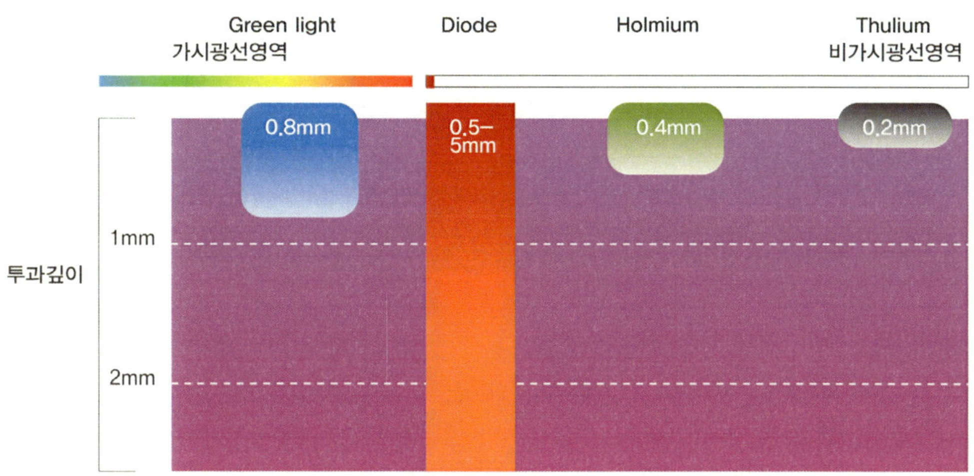

[그림 1-22] 레이저 종류에 따른 조직투과 깊이

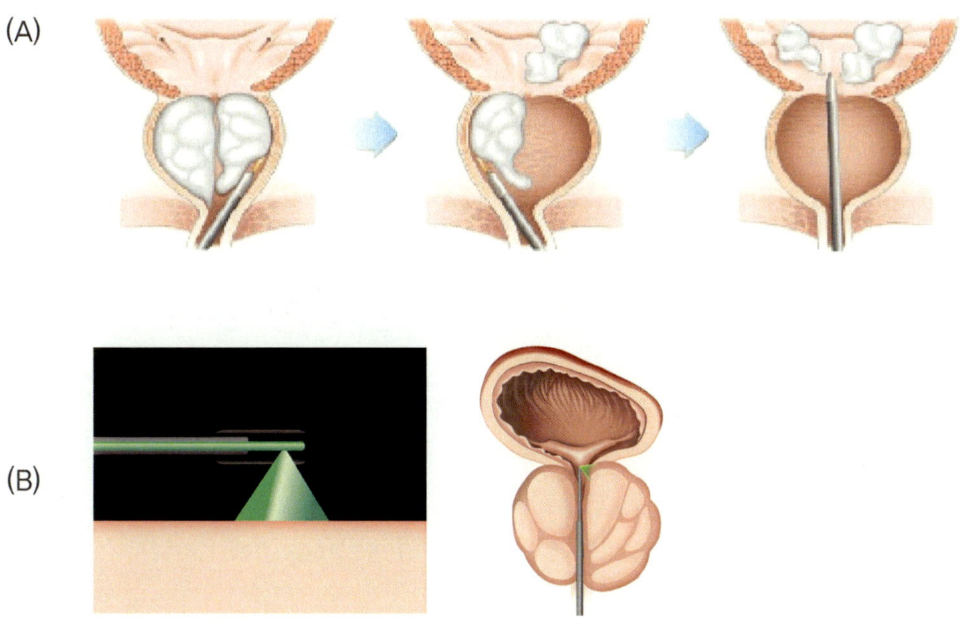

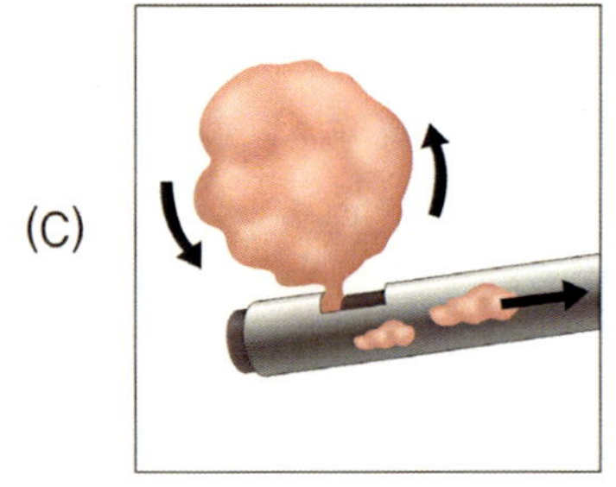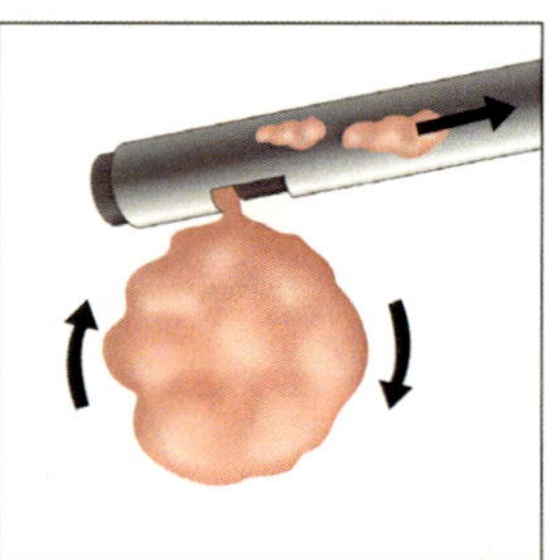

[그림 1-23] 레이저를 이용한 전립선 수술 관련 용어. (A) Enucleation(적출술): 레이저를 이용
하여 전립선의 비대된 전체 조직의 캡슐을 절제하여 제거하는 방법. (B)
Vaporization(기화술): 레이저를 이용하여 끓는점 이상의 온도로 전립선조직을 가
열시켜 제거하는 방법. (C) Morcellation technique(세절술): 적출술 시행 후 떨어
져 나온 전립선조직을 장치를 이용하여 분쇄한 후 몸 밖으로 배출하는 방법

1.2.3.2 레이저 물리학

레이저는 light amplification by stimulated emission of radiation의 축약어로 빛이 증
폭기 안에서 유도방출을 반복하여 증폭되어 나온 것을 말한다. 레이저는 광원 장치로써
다양한 물질이 사용되며 여기에서 만들어진 빛은 특정 파장과 방향성을 가지게 되는데
레이저 종류에 따라 그 파장도 자외선, 적외선, 가시광선에 광범위하게 분포되어 있다.
레이저를 발생시키는 기기는 기본적으로 레이저 매질(LASER medium), 공진기(resonator),
에너지원(energy source)의 세 가지 주요 구성원들로 이루어져 있다. 레이저 매질로는 기
체(Argon, CO_2), 액체(dye), 고체[Holmium:yttrium-aluminum-garnet (Ho:YAG), Thulium:yt-
trium-aluminum-garnet (Tm:YAG)], 반도체(diode)가 이용된다. 공진기는 양쪽 끝에 평행
한 두 개의 거울이 존재하여 자가 증폭(amplification)의 기능을 하며, 부분반사경은 일부
의 빛을 통과시켜 레이저 광선이 외부로 방출(emission)되게 한다. 레이저 방출 방식
(mode)은 연속형(continuous) 혹은 펄스형(pulsed)으로 나뉘며, 레이저 빛은 광섬유를 통
해 조직으로 전달되는데 광섬유의 종류는 광섬유 끝에서 레이저 빛이 전달되는 정면발
사형 광섬유(front-firing fiber)와 광섬유의 옆면에서 전달되는 측면발사형 광섬유(side-fir-
ing fiber)로 나뉘게 된다.

[표-1] 전립선절제술에 사용되는 레이저의 특성

파장 (nm)	작동방식	침투 깊이 (mm)	절제 방식	상품명, 제조사
Ho:YAG				
2,140	펄스형	0.4	Enucleation	VersaPulse® PowerSuite™, Lumenis (Palo Alto, USA); Auriga® XL, StarMedTech (Starnberg, Germany)
Tm:YAG				
2,000	연속형	0.2	Enucleation; vapoenucleation	RevoLix®, LISA Laser (Katlenburg, Germany)
1,900	연속형	0.2	Enucleation; vapoenucleation	Vela®XL, StarMedTech (Starnberg, Germany)
Green light				
532	연속형	0.8	Vaporization	GreenLight™ KTP, HPS and XPS, all American Medical Systems, (Minnetonka, USA); Greenlaser, Realton (Beijing, China)
Diode				
980, 1318 or 1410	연속형	0.5-5.0	Vaporization; enucleation	Diolas, Limmer Laser (Berlin, Germany); Ceralas®, Biolitec (Jena, Germany); Eraser, Rolle and Rolle (Salzburg, Austria)

Abbreviations: Ho:YAG, holmium:yttrium aluminium garnet; Tm:YAG, thulium:yttrium aluminium garnet.

1.2.3.3 레이저를 이용한 전립선비대증 절제술

1) Holmium laser enucleation of the prostate(HoLEP, 홀뮴레이저를 이용한 전립선적출술)

Ho:YAG 레이저는 2140nm의 파장을 가지며 발로 페달을 밟아 조절하는 펄스형 방출

방식이고 정면발사형 광섬유를 이용한다. 희귀원소인 holmium과 YAG 결정체가 활성매체이며 상업화되어 판매되는 상품에 따라 사양은 다소 차이가 있으나 파장은 동일하다. 2140nm의 파장은 자외선 영역 근처에 속하는 파장으로 육안으로는 레이저 빛을 볼 수 없기 때문에 수술 시 색깔이 있는 길잡이 빛을 사용해야 한다. 조직침투력은 0.4mm 정도로 얕아서 전립선조직의 표면에 작용하며 또한 물에 잘 흡수되어 물속에서는 레이저 광섬유로와 조직이 1cm 이상 떨어지게 되면 안전하기 때문에 예상치 못한 상황에 대해 생각할 필요가 없이 매우 정교하게 조직 절제를 가능케 한다. Ho:YAG 레이저는 1996년 최초로 전립선 수술에 사용되었으며 그로부터 2년 후 세절술(morcellation)이 보고되면서 홀뮴레이저를 이용한 전립선 적출술(HoLEP)이 완성되게 되었다. 요도내시경을 통해 전립선을 눈으로 확인하면서 비대해진 전립선종(adenoma)의 외과적 피막(surgical capsule)을 확인하여 박리 및 적출하게 되는데, 이렇게 절제된 전립선종은 좁은 내시경 구경을 통해 체외로 배출될 수 없기 때문에 세절술(morcellation)을 통해 분쇄하여 체외로 조직을 배출하게 된다. HoLEP의 장점은 절개 및 응고 효과를 동시에 누릴 수 있으며, 지혈 능력이 우수하여 출혈량이 적으며 내시경 수술 시 생리식염수를 사용할 수 있어 저나트륨혈증 등 TUR 증후군의 가능성이 작다. 또한, 레이저의 침투 깊이가 얕아서 불가피한 조직의 손상 위험을 줄일 수 있다.

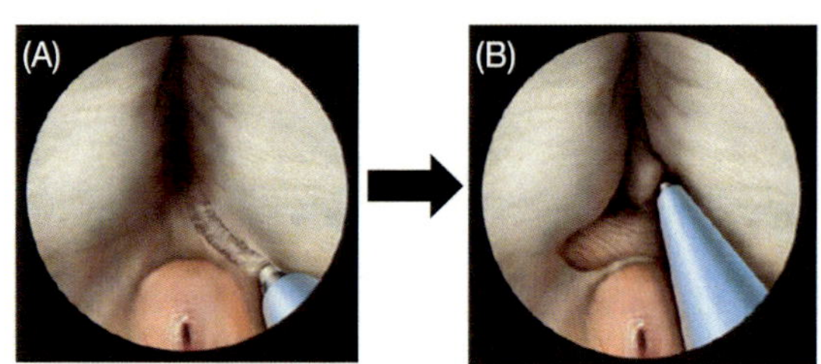

[그림 1-24] HoLEP 수술. (A) 내시경 기구를 삽입 후 양측 전립선 가운데(방광목 5시 및 7시 방향) 부위를 레이저를 통해 절개를 시작하는 모습, (B) 전립선 피막부위까지 절개를 가하는 모습

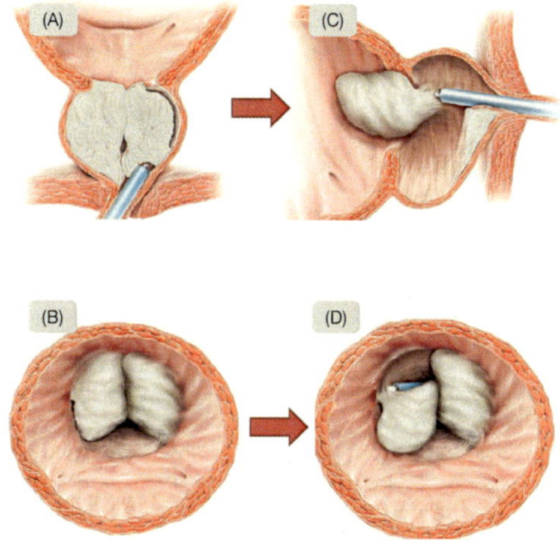

[그림 1-25] HoLEP 수술. (A) 전립선 피막을 따라 레이저를 이용하여 온전히 절제하는 모습, (B) 방광 내에서 바깥쪽으로 바라볼 때의 모습, (C) 붙어있는 전립선의 마지막 조각을 절제하는 모습, (D) 방광 내에서 바깥쪽을 바라볼 때의 모습

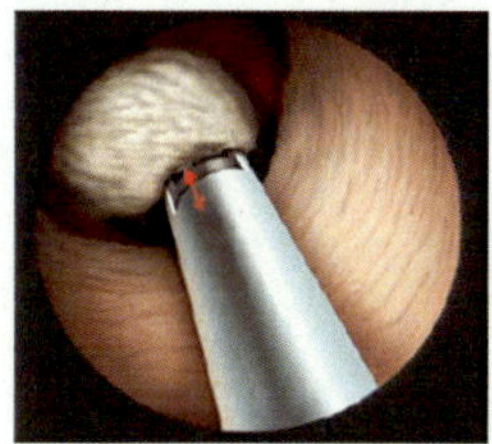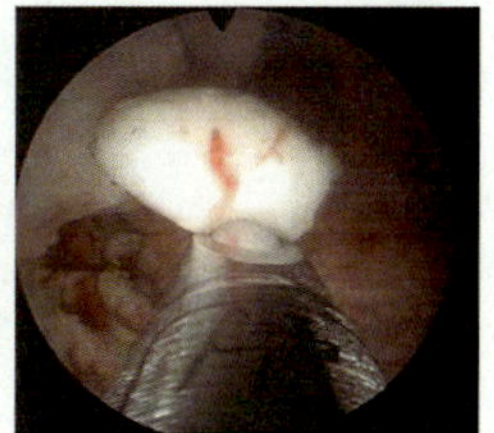

[그림 1-26] Morcellation. 절제된 전립선 조각은 요도를 통해 바로 제거될 수 없을 정도로 크기가 크기 때문에 절제된 전립선 조각을 방광 내에 위치시킨 후 Morcellation이라는 과정이 필요하다. Morcellator(분쇄기)는 큰 조직을 매우 작은 형태의 조직으로 세절시킴과 동시에 체외로 조직을 배출할 수 있다.

2) Photoselective Vaporization of the Prostate(PVP, 광선택적 기화술)

GreenLight™ 레이저는 532nm 녹색 파장으로 에너지는 물에 흡수되지 않고 혈액의 헤모글로빈에 강하게 흡수되는 성질이 있다. 이러한 물리적 성질은 시술 중 관류액인 생리식염수에 흡수가 일어나지 않고 레이저 에너지의 손실이 거의 없이 조직에 전달되는 장점을 보이게 된다. 따라서 Green Light laser를 이용한 방법을 '광선택적 기화술'이라고도 부른다. 광선택적 기화술은 1998년 최초로 60-W potassium-titanyl-phosphate(KTP) 레이저를 이용한 것으로 시작한다. 점차 발전하여 80-W KTP 레이저, 120-W high-performance system(HPS) KTP 레이저, Xcelerated Performance System(XPS) (180-W KTP) 레이저가 상용화되어 사용 중에 있다.

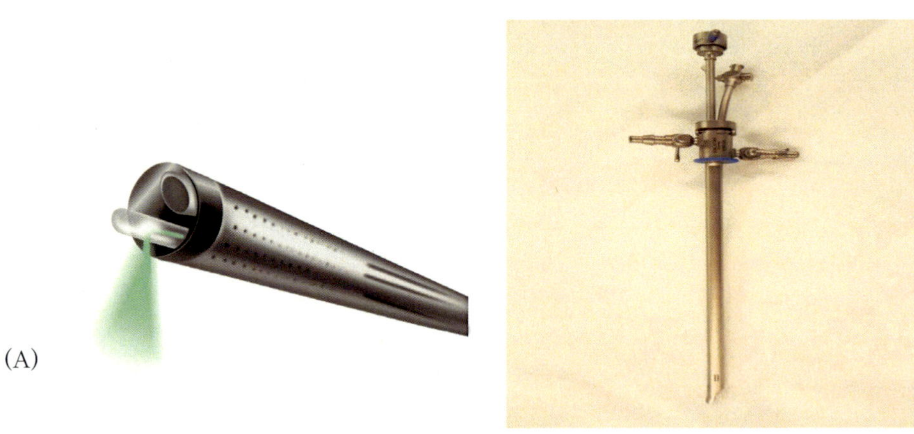

(A)

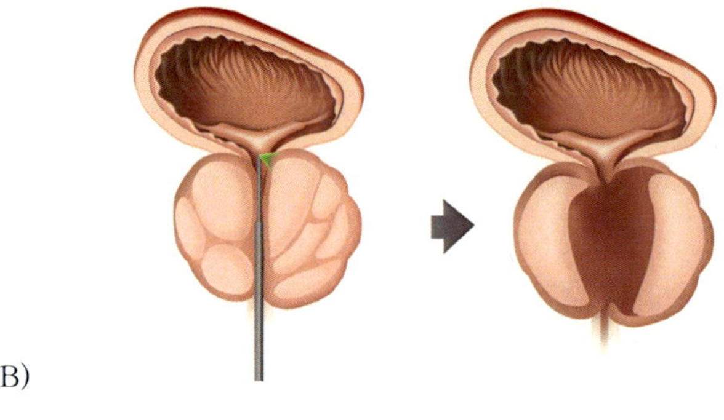

(B)

시술 중　　　　　시술 후 전립선 모습

[그림 1-27] (A) 상용화 KTP 장비, (B) KTP 레이저를 이용한 광선택적 기화술

1.3 ▶ Summary

- 비뇨기계의 해부학/생리학

  비뇨기계는 신장, 요관, 방광, 요도 및 주변 조직과 기관으로 구성되어 있으며 신장에서 혈액을 통해 운반된 대사산물에서 유독성 물질과 수분을 포함한 비독성 물질으로 구성된 소변을 걸러내고 요관을 거쳐 방광으로 저장된 소변을 요도를 통해 배출하는 기능을 한다. 대표적인 비뇨기계 질환으로는 요로 결석, 전립선 비대증 및 비뇨기계 종양이 있다. 종양 질환으로는 전립선암, 신장암 및 방광암 등이 있다.

- 비뇨기계 관련 의료기기

  1. 체외충격파쇄석기

     - 기본 원리: 체외충격파쇄석술은 요로 결석의 대표적인 치료 방법 중 하나로 몸 밖에서 높은 에너지의 충격파를 발사하여 차이가 큰 두 가지 음향 성질을 가진 매질이 충격파가 지나갈 때 나타내는 압력 차이가 견고한 표면을 유지하는 힘보다 강할 경우 분쇄되는 원리를 이용하고 있다.
     - 임상적 응용: 2~2.5㎝ 이하의 상부/하부 요관, 신장 결석이 치료 대상이 될 수 있으며 성공률은 결석의 크기에 영향을 받는다. 1㎝ 이하의 요로 결석은 80~98%의 높은 성공률을 보이고 있다.
     - 기술 개발 동향: 고압의 전기에너지를 이용한 폭발 작용으로 충격파를 발생하는 기술에서 전자기압력에 의해 충격파가 발생되는 전자기식으로 변화되면서 크기도 작아지고 이동도 편리해지고 있다. 또한 체외충격파쇄석술의 치료 성공률을 높이기 위한 음향 피드백 시스템이나 결석 모니터링 시스템, Focused ultrasound 등을 이용한 잔석 제거 시스템 등도 현재 연구가 진행되고 있다.

  2. 요역동학검사

     - 정상적으로 방광은 소변을 적절하게 저장하고 적절하게 배출하는 동적인 기관이다. 이러한 기능을 확인하기 위한 다양한 요역동학 검사방법들이 있다. 간단하게는 요의 흐름을 기계적으로 분석하는 요류검사부터 방광 내 생리식염수를 일정한 속도로 주입하면서 방광의 저장기를 재현하고 요의가 있을 때 배뇨를 하게 함으로써 배출기를 재현해내는 방광내압검사 및 압력요류검사가 있다.
     - 방광내압검사 및 압력요류검사는 침습적인 검사로 최근에는 환자의 불편감을 덜어주고 덜 침습적인 검사방법들이 소개되고 있다. 대표적으로 방광근육두께 측정법과 음경커프검사가 있다. 향후에는 더욱 다양한 비침습적이면서 진단적 정확성을 향상시킬 수 있는 검사 장비에 대한 개발이 요구되고 있다.

  3. 전립선비대증 치료에서 레이저의 이용

     - 비뇨기과 영역에서도 다양한 치료 도구로 레이저는 활용되고 있다. 그 중에서도 수술적 치료가 필요한 전립선비대증 환자에게 있어서 덜 침습적이면서도 기존의 경요도전립선절제술에 상응할 만한 치료법으로 레이저를 이용한 전립선적출술이 개발되었다.
     - 최근에는 홀뮴레이저를 이용한 전립선적출술 및 Green Light를 이용한 광선택적 전립선기화술이 상용화되어 활발하게 전립선비대증 치료 영역을 넓혀가고 있다.
     - 향후에는 더욱 다양한 파장의 레이저의 개발이 기대되며 단일 파장을 방출하는 레이저 장비의 한계를 벗어나 하나의 레이저 장비에서 여러 파장의 레이저가 방출될 수 있는 장비의 개발을 통해 치료의 효율성 및 치료 영역의 다양성을 확보할 수 있을 것을 기대된다.

1.4 ▶ Reference

대한비뇨기과학회, 2015. 비뇨기과학 제5판, 일조각, 서울.

정진웅, 이희래, 이무삼, 김무강, 강호석, 백두진 외, 2006. 기본 인체해부학 제5판, 탐구당, 서울, pp; 362~382.

Bhojani N1, Lingeman JE., 2013. Shockwave lithotripsy-new concepts and optimizing treatment parameters. Urol Clin North Am.

Bohris C1, Bayer T, Lechner C., 2003. Hit/Miss monitoring of ESWL by spectral Doppler ultrasound. Ultrasound Med Biol.

Chang CC, Liang SM, Pu YR, Chen CH, Manousakas I, Chen TS et al., 2001. In vitro study of ultrasound based real-time tracking of renal stones for shock wave lithotripsy: part 1. J Urol.

Orkisz M, Farchtchian T, Saighi D, Bourlion M, Thiounn N, Gimenez G et al., 1998. Image based renal stone tracking to improve efficacy in extracorporeal lithotripsy. J Urol.

Owen NR, Bailey MR, Crum LA, Sapozhnikov OA, Trusov LA., 2007. The use of resonant scattering to identify stone fracture in shock wave lithotripsy. J Acoust Soc Am.

Shah A, Harper JD, Cunitz BW, Wang YN, Paun M, Simon JC et al, 2012. Focused ultrasound to expel calculi from the kidney. J Urol.

B.G. Urbonavicius et al. Urodynamic measurement techniques: A review, Measurement 2016;90:64-73 Paul Abrams. Urodynamics 3rd ed. London: Springer;2006.

Oelke M et al. Diagnostic Accuracy of Noninvasive Tests to Evaluate Bladder Outlet Obstruction in Men: Detrusor Wall Thickness, Uroflowmetry, Postvoid Residual Urine, and Prostate Volume. European Urology 2007;52:827-35.

Belal M et al. Noninvasive Methods of Diagnosing Bladder Outlet Obstruction in Men. Part 1: Nonurodynamic Approach. The Journal of Urology 2006;176:22-8.

Ko et al. Diagnosing bladder outlet obstruction using the penile cuff test in men with lower urinary tract symptoms. Neurourology Urodynamics. 2017;9999:1-6.

Kahokehr AA, Gilling PJ.Which laser works best for benign prostatic hyperplasia? Curr Urol Rep. 2013;14(6):614?9.

Gravas S, Bachmann A, Reich O, Roehrborn CG, Gilling PJ, De La Rosette J. Critical review of lasers in benign prostatic hyperplasia (BPH). BJU Int. 2011;107(7):1030?43.

Kahokehr A, Gilling PJ. Enucleation techniques for benign prostate obstruction: which one and why? Curr Opin Urol. 2014;24(1):49

Nair SM, et al. A Review of Laser Treatment for Symptomatic BPH (Benign Prostatic Hyperplasia). Curr Urol Rep.2016;17(6):45-53.

Rieken M, Bachmann A. Laser treatment of benign prostate enlargement?which laser for which prostate? Nat. Rev. Urol. 2014;11:142-152.

J Urol. 2012 Feb;187(2):739-43

Paul Abrams. Urodynamics. 3rd ed. UK:Springer-Verlag; 2006.

Principles of the UroCuff Test. SRS Medical Systems, Inc.

Nat. Rev. Urol. 2014;11:142-152

BJU Int. 2011;107(7):1030?43

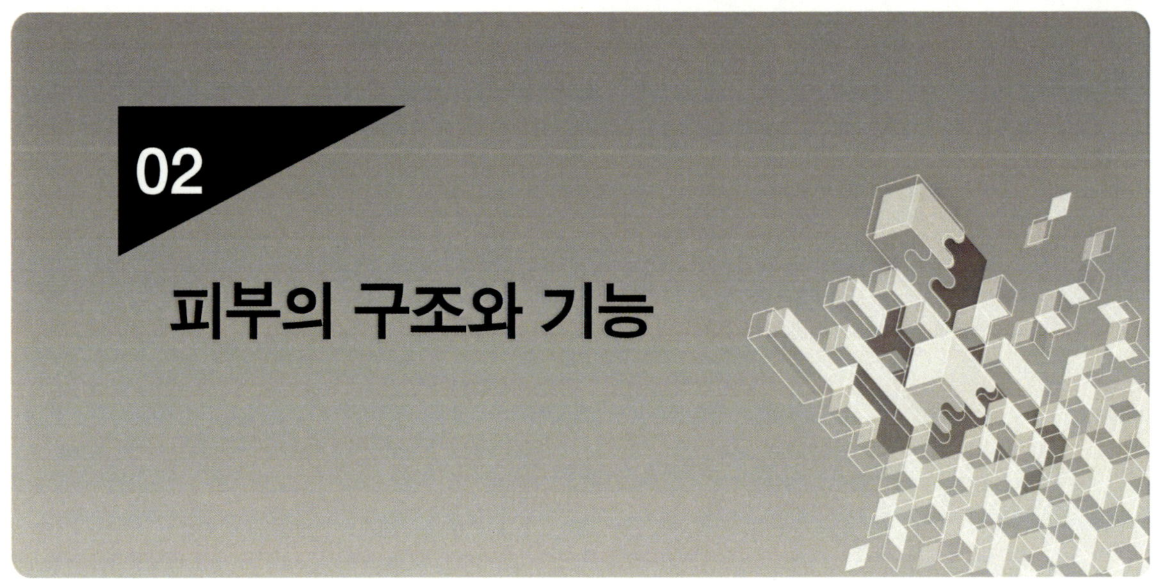

02

피부의 구조와 기능

피부는 인체의 최전선에 있는 방어막으로 표피, 진피, 피하지방층으로 구성되어 있고 성인 피부의 무게는 5kg 이상이며 표면적은 2㎡ 정도가 된다(그림 2-1). 피부과에서 사용하는 의료기기는 모두 이 세 구성층 중 한 층 혹은 여러 층을 목표로 측정하거나 치료한다.

2.1 피부의 구조

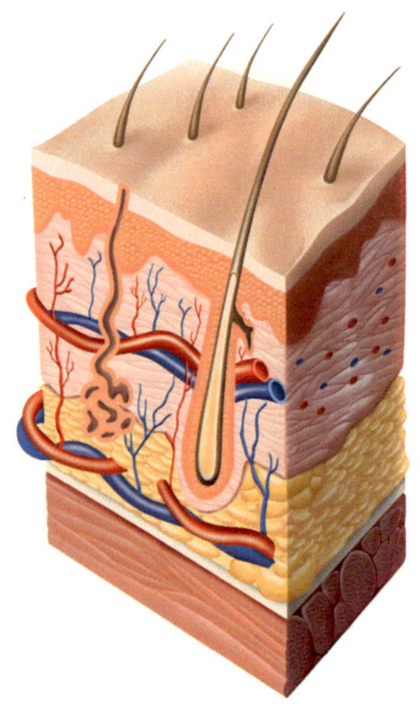

[그림 2-1] 피부의 구조

2.1.1 표피

- 표피는 제일 바깥쪽에 위치하고 두께가 제일 얇은 눈꺼풀은 0.04mm, 제일 두꺼운 손·발바닥은 1.6mm로 부위별로 차이가 크지만 보통은 0.05~0.1mm이다.

- 표피는 그림 2-2에서 보는 것처럼 각질형성세포로 구성되었으며 여러 단계의 분화 과정을 거치면서 나타나는 특징적인 형태에 따라서 기저층-가시층-과립층-각질층으로 분리, 기저층에서 세포가 분열 증식한 후 위층으로 이동하여 과립층이 된 다음 최종적으로 가장 바깥층인 각질층을 형성한다.

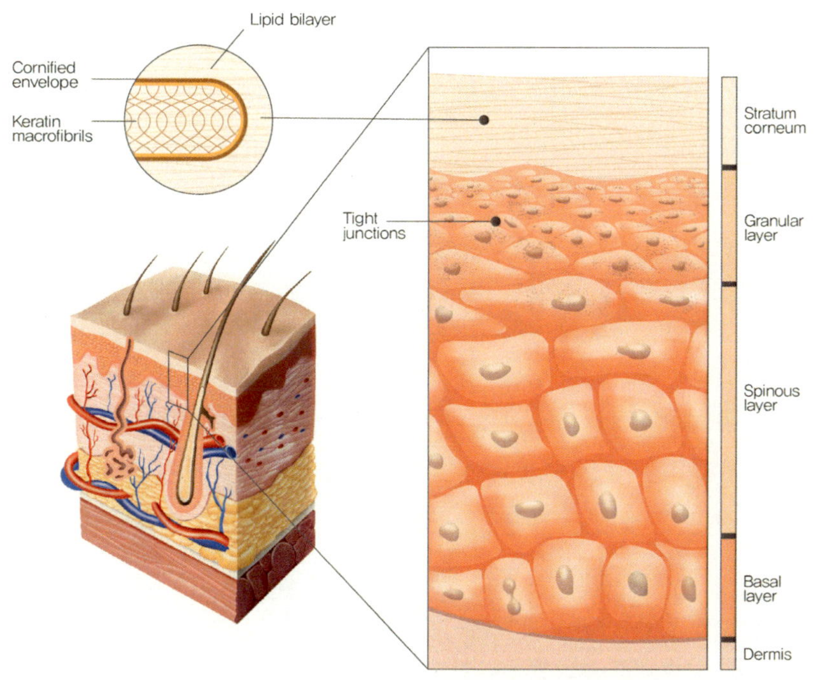

[그림 2-2] 표피의 구조

- 가장 바깥층인 각질층은 시멘트로 바른 벽돌과 같은 구조를 가지고 있는데 벽돌이 각질세포를 의미하고 시멘트는 그 사이를 메우고 있는 단백질과 지질 성분을 의미한다. 이러한 구조적 특징으로 외부에서 들어오는 세균이나 항원의 침입을 막고 피부 속 수분이 증발하는 것을 막는다.

- 표피층에는 각질 세포뿐 아니라 자외선으로부터 인체의 손상을 보호하는 양산과 같은 역할을 하는 멜라닌세포가 있고 면역 기능을 하는 랑게르한스세포가 있다. 감각을 담당하는 촉각수용체인 머켈세포도 있다.

- 멜라닌세포는 피부과 레이저 기계의 발색단(chromophore)이 되는 멜라닌을 생성하는 세포로, 주로 기저층에 산재하며 가지 돌기를 가지고 있어 주변에 멜라닌소체를 전달할 수 있다. 멜라닌세포 1개당 기저세포는 4~10개 정도이고 멜라닌세포의 수와 밀도는 인종과 피부색에 관계없이 일정하다.

- 피부색이나 인종을 결정하는 것은 멜라닌세포 내의 멜라닌 합성의 활성도와 성숙한 멜라닌소체의 비율, 그리고 멜라닌소체의 각질형성세포로의 이동과 분포에 의해 결정된다. 밝은 피부색은 멜라닌소체가 작고 각질형성세포에서 무리를 이루는 반면, 어두운 피부색의 경우 멜라닌소체가 크고 짙으며 각질형성세포 내에서 개별적으로 산재되어 있다.

- 피부가 자외선에 노출되면 멜라닌세포는 파장에 따라 두 가지 반응을 보이는데, UVA 또는 가시광선에서 5~10분 내 멜라닌소체의 재배치에 의해 발생하는 즉시형 색소 침착과 UVB, UVA에서 노출 3~4일 후에 표피멜라닌세포가 증가하고 멜라닌소체의 각질세포로의 이동이 증가하거나 멜라닌 합성이 증가하여 발생하는 지연형 색소 침착이 있다.

2.1.2 진피

- 진피는 표피 두께의 15~40배로, 음낭 부위가 가장 얇아서 0.5㎜이고 등은 가장 두꺼워서 5㎜ 이상이다. 표피 바로 아래는 유두 진피(papillary dermis), 그 아래부터 피하지방층 표면까지 두터운 부위는 그물 진피(reticular dermis)로 구획을 나눈다.

- 진피층은 섬유모세포, 대식세포, 비만세포 등의 세포들과 아교질(collagen), 탄력섬유(elastic fiber)로 구성된 결체조직, 그리고 형체가 없는 바탕질(ground substance)로 이루어지고 이들은 피부의 유연성과 탄력성, 장력의 특성을 제공한다. 진피층의 핵심 기능은 표피에 영양분을 공급하거나 표피를 지지하고 외부 기계적 손상으로부터 몸을 보호하며 수분을 저장하는 것이다. 그리고 표피와의 상호작용에 의해 피부의 재생을 돕는다. 나이가 들면서 혹은 자외선에 노출되면서 변성되거나 소실되는 진피 구성 성분으로 인해 바람 빠진 풍선과 같은 탄력을 잃고 주름지는 피부로 변화되게 되어 90년대 이후로 진피층은 미용적인 면에서 많은 주목을 받게 된다.

- 섬유모세포(fibroblast)는 중배엽에서 기원한 세포로서 섬유성, 비섬유성 결체조직 기질 단백질의 생성과 분해를 담당하며 용해성 매개물질을 생산하여 표피와 진피의 상호작용 세포외기질의 구조적 뼈대를 제공한다.

- 내인노화: 진피 두께가 감소하고 진피내세포 및 혈관의 전반적인 감소가 있다. 진피

의 주요 구성 물질인 아교질의 양은 성인이 된 후에 매년 1%씩 감소한다. 진피 내 아교질의 결핍이 주름 형성의 주요 원인이 된다. 탄력섬유의 수와 직경 역시 감소하여 피부 탄력 또한 나이가 들면서 감소한다.

- 광노화: 내인노화에 비해 아교질의 양이 심하게 감소되고 collagenase 발현이 증가되어 있다. 내인노화된 피부에 비해 광노화된 피부는 진피의 두께가 더욱 얇아지고 탄력성이 떨어진다.

- 진피층 내에는 신경, 혈관뿐 아니라 표피에서 기원한 표피 부속기인 땀샘과 털피지샘 단위, 손발톱이 있다. 표면 표피의 손상 후에 일어나는 표피의 재생은 주로 표피 부속기의 상피로부터 각질형성세포가 피부 표면으로 이동하여 일어나므로 털피지샘 단위가 풍부한 얼굴, 두피가 표피의 재생이 빠르다.

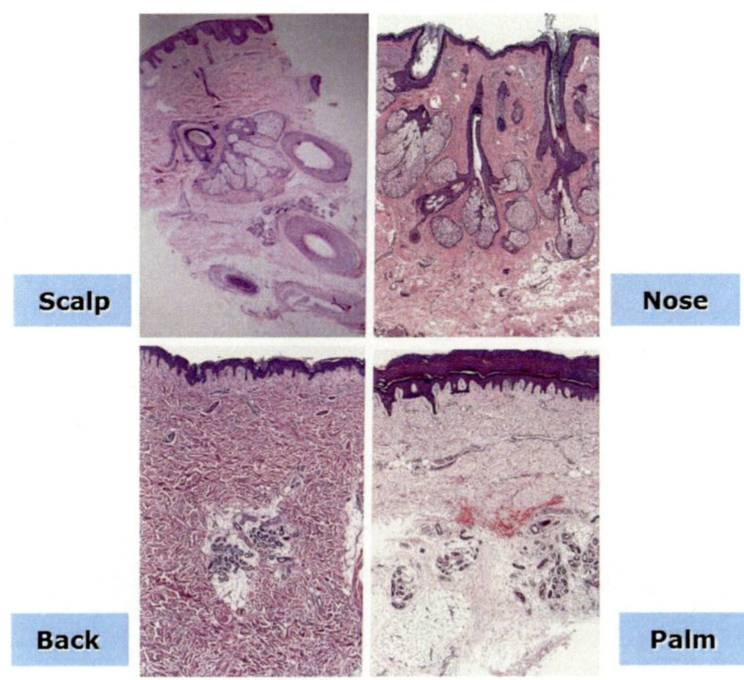

[그림 2-3] 진피층 내

2.1.3 지방층

- 진피 아래 피하지방층은 기계적 완충 역할을 하면서 외부 여러 힘으로부터 인체를 보호하고 열량을 보존하는 역할을 한다.

2.2 피부 측정

    피부 질환과 노화의 정도를 관찰할 때 눈으로 볼 수 있는 변화도 있지만 시진만으로는 알 수 없는 많은 정보들이 표피와 진피 그리고 피하지방층에 있다. 표피에는 물리적 특성, 형태, 이미지, 그리고 진피에는 밀도, 두께, 혈류, 내부 구조, 피하지방층에는 셀룰라이트, 두께, 볼륨 등의 정보가 담겨 있으며 이를 객관적으로 관찰하거나 측정할 수 있다면 피부 질환을 진단하거나 치료하는 데 큰 도움이 된다.

2.2.1 진단보조기구를 이용한 피부 검사

2.2.1.1 확대경 검사(Dermoscopy, Dermatoscopy, Epiluminescence microscopy)

- 피부 표면의 미세한 형태학적 변화를 관찰하기 위해 7배 배율의 확대경을 사용하여 관찰하고 최근에는 조명을 부착하여 10~30배 확대하여 관찰할 수 있다. 피부 반점을 확대하여 악성종양을 감별하는 단서를 찾는 데 유용하다.

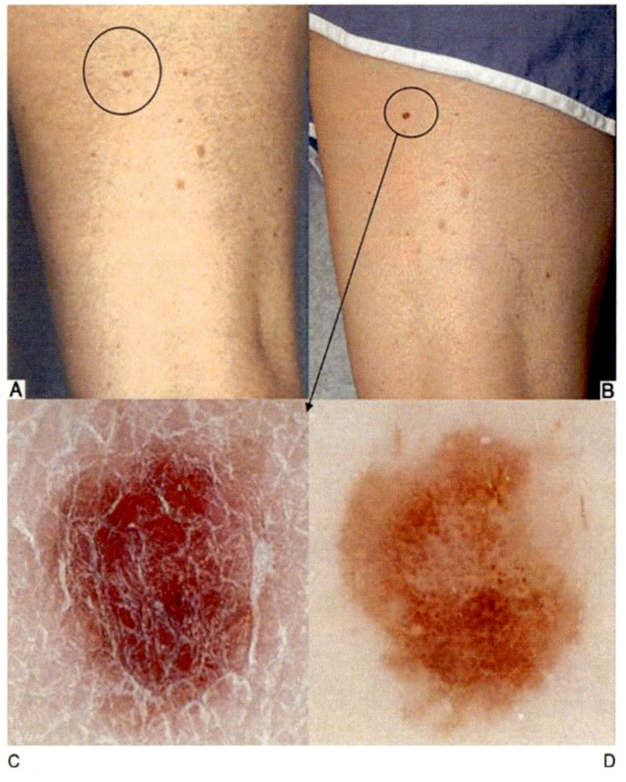

[그림 2-4] 확대경 검사

2.2.1.2. 우드등 검사

- 우드등에는 nickel oxide, silicate로 구성된 Wood 필터가 있어서 320~400㎚(360㎚) 광선만이 통과한다. 우드등 검사를 할 때는 명확한 대조 효과를 주기 위해 주위를 어둡게 해야 한다. 진균 감염이나 백반증 등의 질환을 진단할 때도 유용하지만 기미와 같은 색소 침착 질환에서도 멜라닌 색소가 표피에 있는지 진피 내 깊이 있는지 감별하는 데 도움이 된다.

2.2.1.3. 피부 진단기

- 일반광/UV/편광 세 가지 스캐너와 센서를 이용한 피부 자동화 진단기
- 일반광 이미지를 통해 모공과 주름, UV 이미지를 통해 기미와 색소 침착, 그리고 편광 이미지를 통해 피지, 모공 상태를 분석한다.

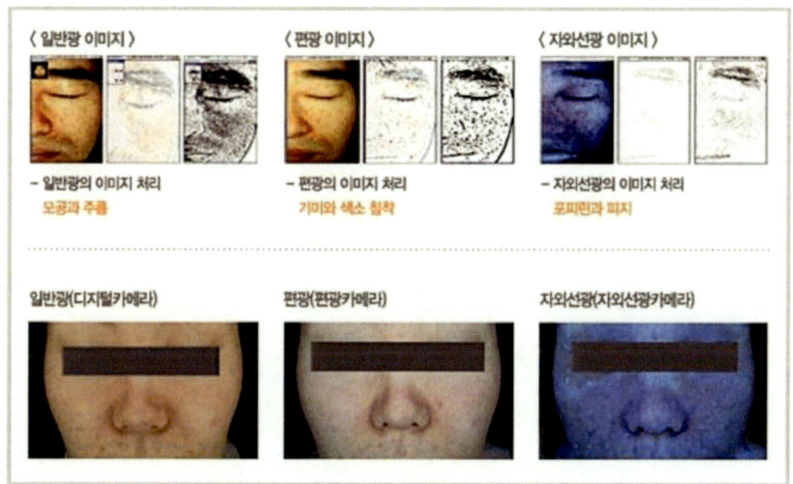

[그림 2-5] 피부 자동화 진단기기

- 안면 윤곽 인식을 통해 미용 시술 전·후로 차이를 분석한다.

2.2.1.4 두피 측정기

- 조명과 확대경을 장착한 카메라를 통해 실시간으로 두피를 촬영하여 두피 상태, 탈모 정도, 모발 밀도, 모발 굵기, 모발 상태 등을 관찰할 수 있다.

2.2.2 생체 공학을 이용한 피부 측정

[표 2-1] 표피에서 측정 가능한 인자

Epidermis	Measuring Principle
피부 수분	Capacitance, Impedance, Conductance
피부 유분	Sebum collection and Profile analysis
경피수분손실량	Transepidermal water loss
각질	Optical absorbance, image analysis
모공	Image analysis(Pore size, Volume, Number)
피부 탄력	Mechanical property(Suction, Rebound, Torque)
점탄성	Acoustic shockwave
피부 처짐	Contour Line
피부 주름, 거칠기	2D Profilometry(Mechanical, Optical, Laser) 3D Profilometry(Fringe projection)
피부 색, 톤, 투명도, 윤기 멜라닌 지수, 홍반 지수, 헤모글로빈 지수	Optical transmittance & absorbance Light Reflectance

2.2.2.1 피부 수분도 측정 기기

- Capacitance: 피부 표면에서 표피의 capacitance를 측정하여 표피 수분량을 측정한다. (Corneometer[®] CM825, MoistureMeter[®] SC)
- Conductance: 피부 표면에서 피부의 전기전도력을 측정하여 피부 표면과 각질층의 수분도를 측정한다. (Skincon[®])
- Impedance: 전극을 붙인 두 피부 사이의 임피던스를 측정하여 피부가 함유한 수분도를 측정한다. (NOVA DERMAL PHASE METER(DPM)[®], DermaLab-Moisture Module[®])

2.2.2.2 피부의 거칠기와 주름 측정

- Replica-based Method: 모사판(replica)을 이용하여 피부 주름을 평가하는 방법으로 빠르고 간편하게 측정 가능하지만 모사판 제작이 어렵다는 단점이 있다. (Visiometer[®], Replica materials: Silflo[®], Silasoft[®], Coltene[®])
- Fringe Projection Method: DMD(Digital Micro mirror Device) 기술을 이용한 3차원 비접촉식 표면 형상측정기법으로 3차원 영상 구현이 가능하여 정량성 재현성이 높지만 고가의 기기이다. (PRIMOS[®], DermaTOP[®])

[표 2-2] 진피에서 측정 가능한 인자

Dermis	Measuring Principle
진피 친밀도	High Frequency Ultrasound Scanning
피부 두께	
점탄성	Acoustic shockwave
피부 온도	Digital Infrared Thermal Imaging
혈행	Microvascular perfusion
탈모, 손상모	Phototrichogram SEM Bending Strength, Tensile Strength Frictional Force
피부 속 구조 촬영	Laser Reflectance

2.2.2.3 피부 표면의 혈류 측정

- Laser Doppler Velocimetry: 단색의 빛과 움직이는 물체에 의해 빛의 파장이 변화되는 것을 이용하여 움직이는 물체의 흐름을 측정하는데 혈류의 경우 적혈구가 이용된다.

2.2.2.4 진피 친밀도와 두께를 측정하기 위한 초음파 장비

- 22MHz 정도의 고주파를 이용하게 되면 피부의 표피, 진피, 피하지방층, 그리고 근육층을 볼 수 있어 이들의 두께를 측정할 수 있고 피하 종물의 성상을 알 수 있다.

[표 2-3] 피하지방층에서 측정할 수 있는 인자

Subcutaneous Layer	Measuring Principle
두께	High Frequency Ultrasound Scanning
볼륨	3D Profilometry with Fringe Projection
슬리밍	High Frequency Ultrasound Scanning image, 3D Profilometry with Fringe Projection, Caliper, Body Mass Index(BMI)
셀룰라이트	High Frequency Ultrasound Scanning image, 3D Profilometry with Fringe Projection

2.3 ▶ 광원을 이용한 피부 치료기기

- 피부과적 치료기기의 가장 큰 영역은 빛을 이용한 치료기기이다. 이는 공학과 의학에 바탕을 둔 치료 기술로 단파장의 UVB, UVA를 이용한 광선치료기, 비교적 긴 파장을 이용한 레이저기기가 있다.

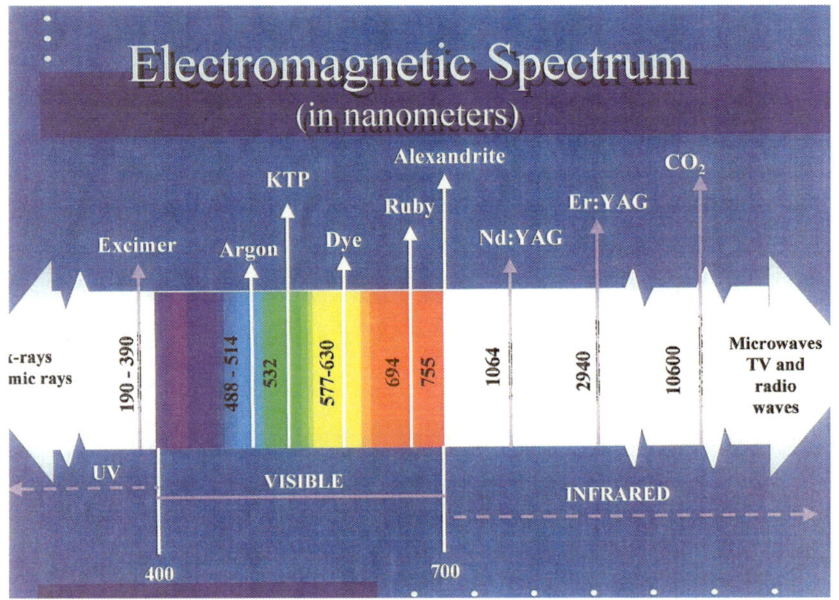

[그림 2-6] 빛을 이용한 치료기기

- 빛을 이용한 치료는 4000년 전 고대 이집트 문서에서 시작되는데, 백반증에서 광감수성 물질을 바르고 태양광을 쪼여서 치료하였다는 기록이 있다. 근대 광치료는 19세기 후반에 시작되는데, UVA와 단파장 가시 청색광을 이용해 결핵을 치료하였고 적색광을 이용하여 우울증, 열병과 발진 등에 이용하였다. 이후 1960년대 순수한 적색광인 루비레이저가 만들어졌다. 이후로 레이저기기는 눈부시게 발전하여 피부과 영역을 넘어 모든 의료 영역에서 사용되고 있다.

2.3.1 레이저

- LASER(Light Amplification by Stimulated Emission of Radiation): 복사 형식으로 유도 방출되어 증폭된 빛이다.
- 외부 에너지원, 매질, 매질을 채우는 통, 레이저를 치료 부위로 전달하는 전달장치 네 부분으로 구성되어 있다.
- 네 가지 특성: 단색성(monochromaticity), 지향성(collimation), 간섭성(coherent), 집적 도의 우수성(brightness)이 있다.
- 레이저 파장과 발색단(chromophore): 특정 파장의 레이저는 발색단만을 선택적으로 파괴하고 주위 조직에는 영향을 적게 미치기 때문에 효과적인 치료기기이다(그림 2-7).

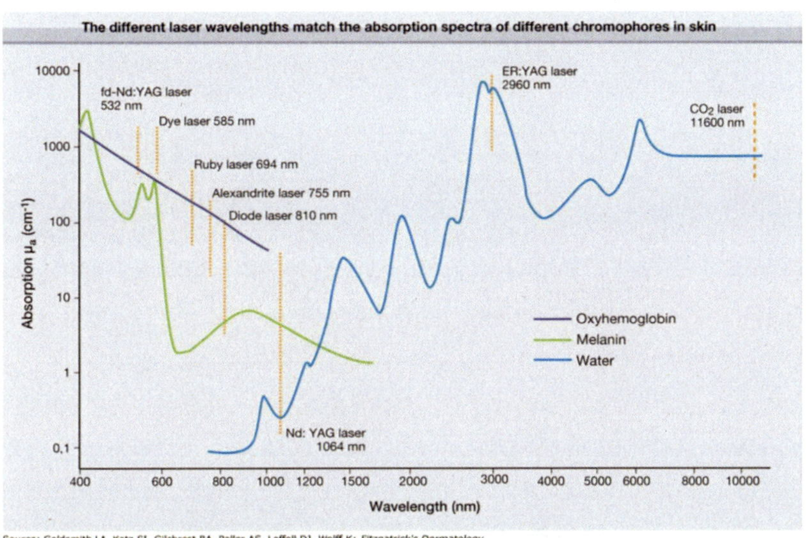

[그림 2-7] 레이저 파장과 발색단

[표 2-4] 레이저, 매개질, 파라미터

Name	Wavelength (nm)	Photon Emitting Medium	Substrate	Type	Typical Mode / Pulse Duration	
Excimer laser	308	Excited dimer molecules(Xe-Cl)	Different gases	Gas	Pulsed	μs-ms
"KTP" laser (Nd:YAG laser frequency doubled) with KTP crystal)	532	Nd^{3+}	Crystal: Yttrium-aluminum Garnet($Y_3Al_5O_{12}$)	Solid state	Pulsed	ms-ns
Dye laser	585-600	Dyes, e.g., Rhodamines	Organic solvents	Liquid	Pulsed	ms
Ruby laser	694	Cr^{3+}	Al_2O_3	Solid state	Pulsed	ms-ns
Alexandrite laser	755	Cr^{3+}	Chrysoberyl ($BeAl_2O_4$)	Solid state	Pulsed	ms-ns
Diode laser	Different wavelengths (e.g. 810, 940)	InGaAs / AlGaAs	Semiconductor material	Solid state	Pulsed	ms
Nd:YAG laser	1,064	Nd^{3+}	Crystal: Yttrium-aluminum Garnet($Y_3Al_5O_{12}$)	Solid state	cw, pulsed	ms-ns
Er:YAG laser	2,940	Er^{3+}	Crystal: Yttrium-Aluminum Garnet($Y_3Al_5O_{12}$)	Solid state	Pulsed	ms
CO_2 laser	10,600	CO_2	Different gases	Gas	cw, pulsed	ms

2.3.2 피부과 영역에서 의료기기

- 현재 피부과 영역에서 사용되는 치료용 의료기기는 그 효과와 작용에 따라 [그림 2-8] 과 같이 나누어진다.

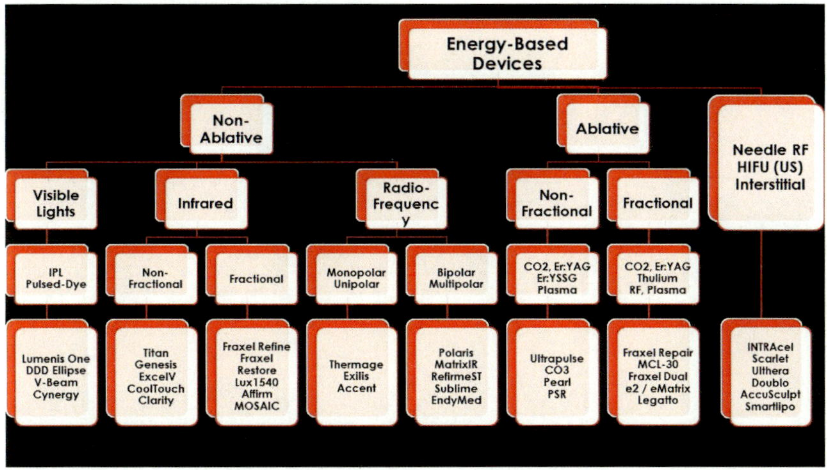

[그림 2-8] 피부과 영역 의료기기

- 다양한 기계는 치료 목적에 맞추어 사용하게 되어 있으며 그 목적은 제거, 자극, 조절로 크게 나눌 수 있다.

2.3.2.1 선택적 제거

- CO_2 레이저, Er-YAG 레이저: 외과적 용도로 가장 널리 사용되며 조직의 수분에 흡수되어 열로 바뀐다. 사마귀, 점, 검버섯, 황색종 등의 병변을 제거한다.
- Q-switched Er-YAG 레이저, Ruby 레이저, Alexandrite 레이저: 흑자, 주근깨, 오타모반, 문신 등의 과색소성 병변에 사용, 제모 시술에도 사용한다.
- 585, 595㎚ pulsed dye 레이저: 불꽃모반, 혈관종, 모세혈관확장증, 주사 등의 혈관질환에 사용한다.

2.3.2.2 자극을 통한 치료

- 침습적 프렉셔널 레이저: 표피와 진피에 부분적인 열 손상을 주어 재상피화를 유도한다. 비침습적 프렉셔널 레이저에 비해 열에 의한 진피 응고가 더 깊게 이루어져 조직의 수축과 아교질 합성이 더 잘 일어난다.
- 비침습적 프렉셔널 레이저: 침습적 프렉셔널 레이저에 비해 회복 기간이 짧다. 1,000~1,500㎚ 적외선 구간의 파장을 가진 레이저로 진피의 깊은 곳에 존재하는 수분에 흡수되어 표피에는 손상을 일으키지 않고 새로운 아교질과 엘라스틴 생성을 촉진시켜 피부의 외형을 개선하는 방식이다.
- Eximer 레이저: 백반증 치료에 이용하는 레이저. 멜라닌세포의 자극을 통해 색소의 재침착을 유도한다.

2.3.2.3 조절을 통한 치료

- LLLT(Low Level Laser Therapy): 광생물학적 활성화 반응을 통해 비후성 반응은 억제하고 통증은 완화시키며 혈류를 촉진하고 부종을 제거한다. 소염, 면역 억제 역할을 하여 창상 치유력을 높인다.

2.3.3 최근에 이슈가 되는 치료기기

- 최근에는 피부의 텍스처와 톤, 색에 대한 관심을 넘어서 노화를 늦추고 facial shape, body shape을 만드는 것에 많은 관심이 쏠리고 있어 그와 관련된 새로운 기기들이 등장하고 있다.
- 식이 조절과 운동만으로는 단기간에 내가 원하는 shape의 몸이 만들어지기 힘들고 다이어트에 성공한다고 해도 원치 않는 부위의 살이 빠지거나 살이 쳐져서 보기 싫은 경우가 많다. 이러한 요구에 부응하여 최근에는 피하지방을 태워서 없애는 다양한 기기들이 많이 등장했는데, 냉각을 이용한 cryolipolysis, radiofrequency나 ultrasound를 이용한 레이저 장비들이 이용되고 있다.
- High intensity focused ultrasound(HIFU): 높은 고강도의 초음파를 체내 한 점에 집중시킬 때 발생하는 열을 이용하여 피부 속 깊은 근막 부위에 작용점을 만들어 피부의 탄력도를 개선시킨다.
- 최근에는 홈 케어용 제품도 개발되어 시판되고 있어 의료용 기기 중 피부과 영역의 발전 영역은 넓을 것으로 생각된다.

2.4 ▸ Reference

이증훈, 조광현, 김명남, 2014. 피부의 구조와 기능, 광의학, 피부 질환의 치료, 피부미용학, in: 대한피부과학회 제6판, 피부과학, 서울.

KAZUHIKO ATSUMI, 김성욱, 임이석, 2006. 피부미용을 위한 레이저 치료, 신흥메드싸이언스, 서울.

계영철, 김방순, 박기범, 여운철, 2013. 레이저 치료, in: 대한미용피부외과학회 제2판, 미용피부외과학, 서울.

Pierre G. Agache, Philippe Humbert, 2004. Measuring the skin, 1st ed. Springer Science & Business Media, Germany.

David H. Chu, 2012. Development and Structure of Skin, in: Lowell A. Goldsmith,

Stephen I. Katz, Barbara A. Gilchrest et al. 8th ed. Fitzpatrick's DERMATOLOGY IN GENERAL MEDICINE, McGraw Hill, New York, pp. 58-74.

Michael Landthaler, Wolfgang Baumler, Ulrich Hohenlecutner, 2012. Lasers and Flashlamps in Dermatology, in: Lowell A. Goldsmith, Stephen I. Katz, Barbara A. Gilchrest et al. 8th ed. Fitzpatrick's DERMATOLOGY IN GENERAL MEDICINE, McGraw Hill, New York, pp. 2869-2889.

Adamy ST. Moisture retention in a(in vitro) porcine skin substrate. Int J Cosmet Sci 2003;25:285-293.

O'Goshi K, Serup J. Skin conductance; validation of Skicon-200EX compared to the original model, Skicon-100. Skin Res Technol 2007;13:13-18.

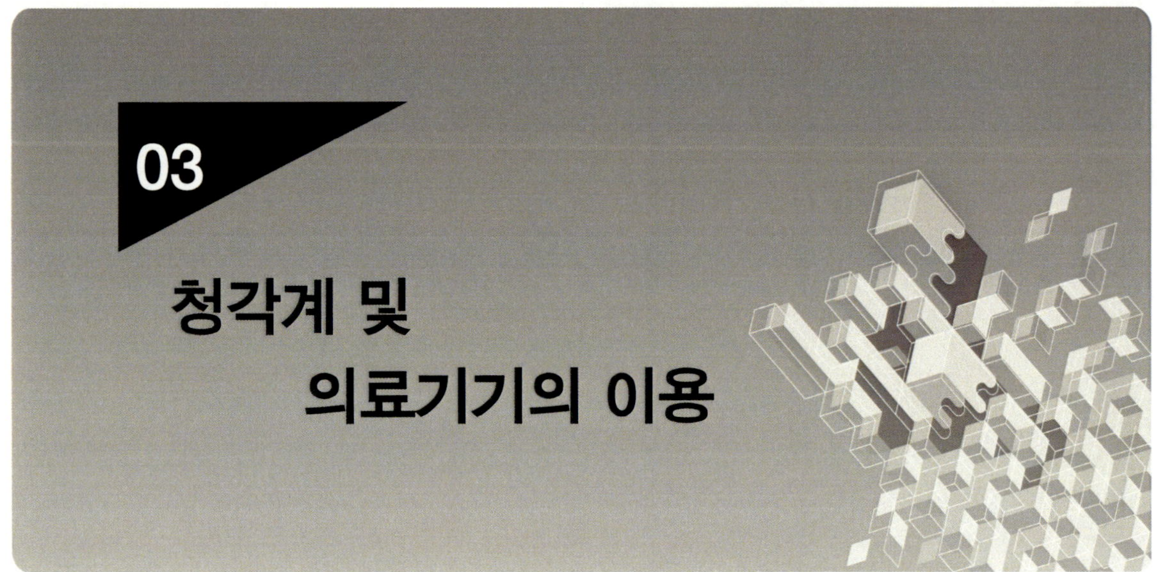

청각계 및 의료기기의 이용

3.1 청각계의 이해

3.1.1 청각계의 해부학/생리학적 이해

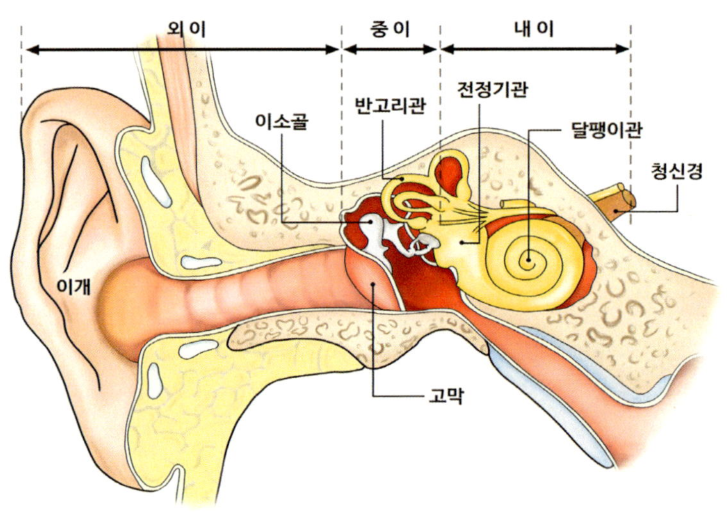

[그림 3-1] 청각계

청각계는 우리의 생활공간에 존재하는 다양한 소리를 인간의 대뇌에서 인식하는 데 관련되는 인체 기관이다. 청각계는 외이(이개 및 외이도), 중이(고막, 이소골 및 고실), 내이(와우) 및 청신경으로 이루어져 있다.

이개(auricle)는 탄력이 좋은 탄성연골로 이루어져 있으며 이개의 연골이 연속되어
외이도의 연골부를 형성한다. 외이도(external auditory canal)는 성인의 경우 약 25~30mm,
내경은 7~9mm로 이루어지며, 외측 1/3은 연골부, 내측 2/3는 골부로 구성되어 있다.
영아기에는 연골부의 외이도가 발달되어 있으며 두개와 안면이 성장함에 따라 외이도
의 골부가 완성되면서 외이도의 길이가 길어지고 S자 형태를 띠게 된다. 이개는 소리를
모아주는 역할을 하고 외이도는 공명강으로써 소리를 증폭시켜 주는 역할을 하며 소리
가 고막으로 전달되는 통로이다.

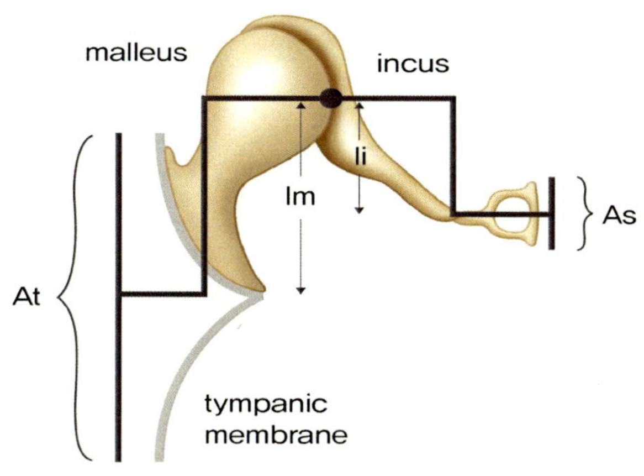

[그림 3-2] 이소골의 임피던스 정합

중이는 외측은 고막(tympanic membrane), 내측은 와우의 기저회전부(basal turn of
cochlea)로 둘러싸인 공기로 채워진 공간이다. 고막은 가로 세로 약 8×9mm, 두께 약 0.1
mm 크기의 타원형의 반투명 구조물이며, 중앙부는 약 2mm 정도 들어간 고깔 모양을 하고
있다. 외부에서 들어온 소리는 고막을 진동시키고, 고막과 연결된 이소골(ossicles)이 진동
하면서 소리 에너지가 내이로 전달하게 된다. 이소골은 3개의 뼈로 구성되며 고막으로
부터 추골(malleus), 침골(incus), 등골(stapes)의 순서로 이루어져 있다. 등골은 내이 구조
물 중 하나인 와우(달팽이관)의 기저회전부에 형성된 난원창(oval window)과 연결되어
있다. 이소골은 낮은 임피던스를 갖는 공기를 통하여 전달되는 소리 에너지를 임피던스
가 높은 액체로 구성된 내이로 효율적으로 전달될 수 있도록 연결하는 구조물이며, 이를
중이의 임피던스 정합(impedance matching)이라고 한다.

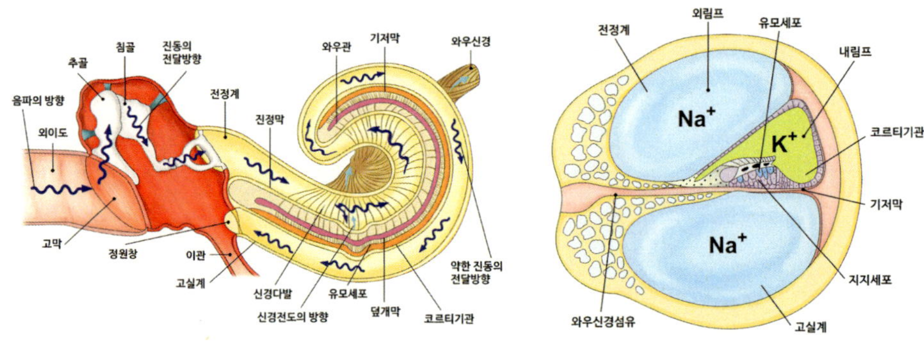

[그림 3-3] (A) 내이의 구조, (B) 와우 내의 내림프액과 외림프액의 구성

　내이는 측두골의 추체부 내에 위치하며 와우(cochlea) 및 전정(vestibule)으로 구성되어 있고 이중 와우 영역이 청각과 관련된 기능을 갖고 있다. 와우는 추체부 내에서 와우축(modiolus)을 중심으로 2.5바퀴의 회전하는 모습을 하고 있어 달팽이관이라고도 불린다. 와우의 내부는 액체(림프액)로 가득 차 있으며, 이는 기저막(basilar membrane), 나선판(spiral lamina)과 레이스너 막(Reissner's membrane)에 의하여 세 개의 공간으로 나뉜다. 레이스너 막과 기저막 사이에 형성된 부위는 와우관(cochlear duct) 또는 중간계(scala media)라고 불리며, 이곳은 낮은 농도의 나트륨과 높은 농도의 칼륨 이온이 있는 내림프액(endolymph)으로 채워져 있다. 와우관의 상부에는 전정계(scala vestibule), 하부에는 고실계(scala tympani)가 형성되어 있으며, 이곳은 높은 농도의 나트륨과 낮은 농도의 칼륨 이온이 있는 외림프액(perilymph)으로 채워져 있다.

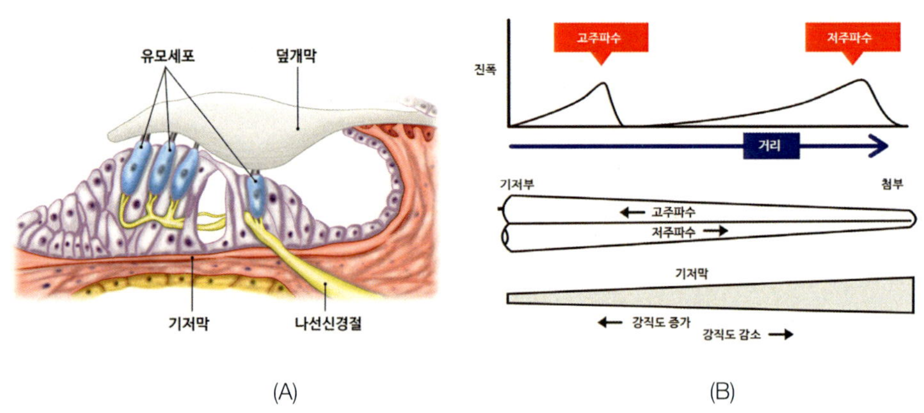

(A)　　　　　　　　　　　　　　　　(B)

[그림 3-4] (A) Corti기의 구조, (B) 기저막의 물리적 특징

와우의 기저막 위에는 소리를 받아들이는 데 중심적인 역할을 수행하는 Corti기(organ of Corti)가 위치하며 이는 내측에 1열의 내유모세포(inner hair cell)와 외측에 3열의 외유모세포(outer hair cell)가 배열되어 있는 구조다. Corti기를 통하여 와우는 소리를 인식해 전기 신호를 생성하는데, 와우의 기저부부터 첨부까지 이어진 기저막의 위치에 따라 각각 해당하는 영역의 주파수를 특이적으로 분석하는 기능을 수행한다. 이는 기저부에는 좁고 두껍지만 첨부로 갈수록 넓고 얇아 탄성이 좋아지는 기저막의 물리적인 특성과 연관이 있다.

와우의 기저막이 진동하면서 기저막 위의 내유모세포에서 신경전달물질이 형성되어 내유모세포와 연결된 나선신경절(spiral ganglion)을 통해 청신경으로 신호가 전달되게 되며, 이는 뇌간(brainstem)을 거쳐 대뇌의 청각피질(auditory cortex)로 전달, 분석된다.

3.1.2 청각계 질환 및 치료

대표적인 청각계 질환으로 난청, 중이염 및 측두골 및 두개저 종양 등이 있다.

난청은 외이, 중이, 내이 및 청신경의 기능이 정상적으로 수행되지 못하는 모든 질환들에 의하여 나타날 수 있으며 외부의 소리를 정상적으로 듣거나 이해하지 못하는 상태를 의미한다. 일반적으로 소리 에너지의 전달 과정에 장애가 있는 경우 전음성 난청, 내이 및 청신경에 장애가 있는 경우 감각신경성 난청이라고 부른다. 진단은 순음청력검사를 통하여 이루어지며, 원인 질환을 감별하기 위하여 신체 검진, 컴퓨터 단층촬영(computed tomography), 임피던스 청력검사(impedance audiometry), 이음향 방사검사(otoacoustic emission test) 또는 청각유발반응검사(auditory evoked response) 등을 이용할 수 있다. 치료는 원인 질환에 맞추어 시행하게 된다.

중이염은 다양한 원인에 의해 발행한 중이 내의 염증 상태를 의미한다. 삼출물의 존재 여부나 고막의 천공 여부 등에 따라 다양하게 분류하며, 일반적으로 병력 및 신체 검진을 통하여 진단하며 정확한 원인 감별을 위하여 컴퓨터 단층촬영을 시행할 수 있다. 급성기에는 항생제 치료를 시행할 수 있으며 만성기에는 질환의 범위나 동반된 합병증 등을 고려하여 수술적 치료를 고려할 수 있다.

측두골 및 두개저 종양의 대표적인 질환으로는 청신경 종양이 있다. 청신경 종양은 두개 내 종양의 약 8~10% 정도를 차지, 내이도 내의 Schwann세포에서 기원하며 종양이 커지면서 뇌신경(cranial nerve)을 침범하여 다양한 증상을 유발한다. 진단은 병력, 뇌신경 검사나 전정기능 검사를 포함한 신체 검진과 청각유발반응검사 등을 시행할 수 있다. 최종 진단은 조영증강 자기공명영상을 통하여 확인한다. 이외에도 측두골 및 두개저 내에 수막종, 사구종, 콜레스테롤 육아종 등이 발생할 수 있다.

3.2 청각계 관련 의료기기의 이용

3.2.1 치료 의료기기

3.2.1.1 보청기

보청기는 외부의 소리를 증폭하여 외이로 전달함으로써 손실된 청력을 보조해 의사소통을 돕는 역할을 한다. 정확한 청력 검사를 통하여 보청기의 사용이 필요한 경우 보청기를 통해 일상생활 속에서의 불편감이 줄어들고 주변 사람들과의 대화 능력을 향상시킬 수 있다. 1900년대 초 전화기의 개발 이후, 그 원리를 이용하여 소리를 증폭시켜주는 보청기가 개발이 되었다. 하지만 당시에는 배터리의 용량이 제한되어 증폭에 한계가 있었으며 음질이 균일하지 않고 크기가 커 사용이 불편하였다. 이후 진공관, 트렌지스터가 차례로 개발되면서 보청기는 점차 현재와 같은 크기로 작아졌으며, 특히 트렌지스터의 발명으로 1950년대에 낮은 전압과 작은 크기의 보청기가 개발될 수 있었다. 1990년대에는 디지털 신호처리를 기반으로 한 디지털 보청기가 개발되었으며 현재까지 지속적으로 발전하고 있다.

3.2.1.2 보청기의 원리

보청기는 크게 소리를 받는 마이크로폰(microphone), 소리를 증폭시키는 증폭기(amplifier), 증폭된 소리를 내보내는 수신기(receiver)로 구성되어 있다. 이외에도 소리의 크기를 조정하는 조정기와 전원을 공급하는 건전지가 있다. 마이크로폰은 외부에서 전달된 음향 에너지를 기계적 에너지를 거쳐 전기 에너지로 변환한다. 이 과정은 분극성체(electret) 마이크로폰을 사용하여 이루어지는데, 넓고 균등한 주파수 반응, 뛰어난 감도 및 내구성을 갖는 영구적 극성 물체이다. 음향 에너지는 마이크로폰에 의하여 전압의 파동으로 변동되어 증폭기로 전달된다. 증폭기는 현재 디지털 신호처리 방식을 이용하며, 소리의 변형이 유연하고 고/저음역대의 이득을 조절할 수 있는 장점이 있다. 그리고 소음과 같은 일정한 수준의 소리를 선택적으로 제거할 수 있다. 증폭된 전기 신호는 수신기를 통하여 다시 음향 에너지로 변환되게 된다.

3.2.1.3 보청기의 최신지견

1) 근거리 무선 통신 기술의 적용

최근 보청기는 전자공학 기술의 발달에 힘입어 소형화 및 저전력 소모를 이룩하고 있다. 이는 다양한 기능을 추가할 수 있는 여건을 형성하고 있다. 근거리 무선 통신기술이 발달하면서 보청기는 가전제품뿐만 아니라 핸드폰, 태블릿과 같은 전자기기와도 정보 교환이 가능해졌다. 텔레비전과의 통신 기술은 깨끗한 음질을 제공해 주며, 핸드폰, 태블릿과의 정보 교환은 보청기 사용자가 스스로 적절한 음량이나 환경 설정 등을 시행할 수 있는 기능을 제공하고 있다. 따라서 보청기는 단순한 청각의 보조 도구가 아니라 웨어러블 기기(wearable device)의 하나로 점차 발전해 나갈 것으로 전망된다.

2) 소프트웨어의 발전

많은 난청인들이 보청기 착용 시 호소하는 불편감은 음향되울림 현상(feedback)이나 폐쇄 효과(occlusion effect), 주위 소음, 언어청취능력의 감소 등이다. 최근 이러한 문제점을 해결하기 위하여 디지털 보청기는 되울림 제어(feedback cancellation), 소음 감소(noise reduction), 방향성 마이크로폰(directional microphone) 등의 기술을 탑재했다. 이러한 기술들이 끊임없이 개선되어 가면서 좀 더 나은 음질과 소음 속에서의 어음청취력 증가가 실현되고 있다.

3.2.1.4 와우이식기

고도 이상의 감각신경성 난청 환자는 보청기 등을 통하여 소리를 증폭하더라도 내유모세포의 손상 등이 동반되고 청각 필터가 손상되기 때문에 와우 내에서 적절한 전기 자극을 생성하지 못한다. 따라서 의미 있는 어음 인지능력의 향상을 기대할 수 없다. 와우이식기(cochlear implant)는 보청기를 사용하여도 도움을 받지 못하는 고도 이상의 감각신경성 난청 환자에게 와우 내에 전극을 삽입하여 나선신경절을 직접적으로 전기 자극함으로써 소리를 인지할 수 있도록 해 주는 장치다. 1790년 Volta가 난청이 있던 자신의 귀에 전극을 삽입하고 자극하였을 때 액체가 끓는 듯한 소리를 경험한 것을 보고하면서 이와 관련된 연구가 진행되었으며 1957년 Djourno와 Eyries가 농환자의 와우고실계에 전극을 삽입하여 전기 자극을 가하면 음 자극을 느낄 수 있음을 최초로 보고하였다. 1961년 House는 단일 채널을 이용한 와우이식술을 처음으로 시도하였고, 이후 다채널 와우이식기가 개발되어 현재까지 널리 적용되고 있다.

3.2.1.5 와우이식기의 원리

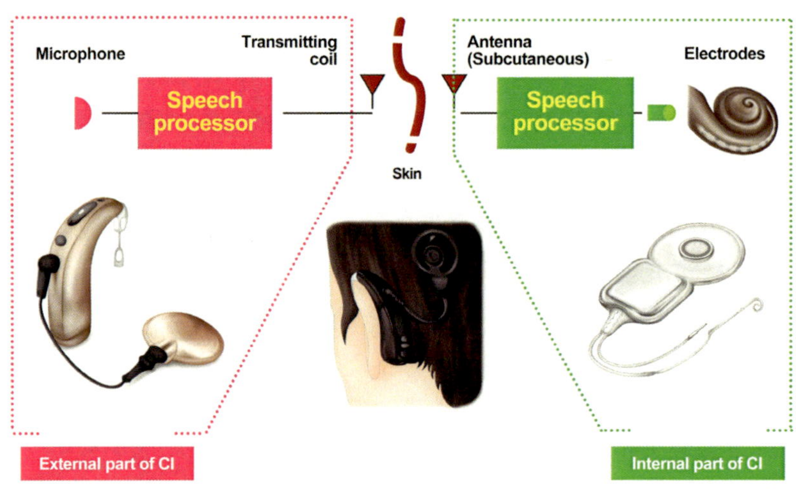

[그림 3-5] 와우이식기의 원리

와우이식기는 외부의 음향 에너지를 전기 신호로 변환하여 와우의 나선신경절 세포나 말초 청각신경을 전기적으로 자극한다. 음향 에너지는 외부에 착용하는 언어처리기를 통하여 전기신호로 부호화(encoding)된다. 부호화된 전기신호는 전파코일(transmitting coil)을 통하여 무선으로 피부 속에 삽입된 안테나(subcutaneous antenna)로 보내지며 이는 다시 수용기/자극기(receiver/stimulator)로 전달된다. 수용기/자극기에서 와우에 삽입된 전극(electrodes)을 따라 전기신호를 보내 청신경을 자극하며, 이 신호가 뇌로 전달되어 소리를 인지하게 된다.

3.2.1.6 와우이식기의 최신 동향

1) 전기청각 동시자극(Electroacoustic stimulation)

1999년 von Ilberg 등은 와우이식을 통한 전기적 자극와 보청기를 통한 청각적 자극이 동시에 이루어지는 전기청각 동시자극(electroacoustic stimulation)에 대한 개념 및 동물실험 결과를 제시하였다. 저주파 대역의 잔존 청력에 대한 청각학적 자극(acoustic stimulation)과 고도 이상의 난청을 가진 고주파 대역에 대한 직접적인 전기적 자극(electrical stimulation)이 동시에 이루어질 때 서로 다른 종류의 두 자극 간에 서로 간섭효과가 거의 없다는(nearly interference-free) 결과를 통하여 전기청각 동시자극의 가능성이 밝혀졌으며 이후 많은 임상결과들이 발표되고 있다. 이러한 잔존 청력의 보존은 수술

기법의 발전과 와우이식기 전극 설계 기술의 발전에 힘입어 이루어지고 있다. 와우이식기의 전극이 다양한 길이로 설계되거나(hybrid electrode) 전극 삽입 시 저항을 최소화하여 잔존 와우의 손상을 최소화할 수 있는 부드러운 형태로 개발되어(flex electrode) 전기청각 동시자극을 위한 잔존 저주파 대역의 손상을 최소화할 수 있게 되었다.

2) 어음처리기 내 소프트웨어의 발전

와우이식기에서 어음처리기는 소리를 전기 에너지로 전환하며 대뇌에서 좀 더 효과적으로 인지할 수 있도록 부호화하는 핵심적인 장치이다. 어음처리 알고리즘은 지속적으로 발전하고 있으며 현재도 다양한 알고리즘이 개발되고 있다. 이를 통하여 기존 와우이식기의 한계로 지적된 소음 환경에서의 어음인지나 음악인지능력의 향상을 위한 노력이 이루어지고 있다. 이외에도 풍잡음의 최소화, 소음 감소를 통한 신호 대 잡음비 개선 알고리즘과 같이 기존의 보청기에서 사용된 다양한 알고리즘을 이용하여 인공와우 어음처리기의 성능을 향상시키고 있다.

3.3 ▶ Summary

- 청각계의 해부학/생리학
청각계는 외이(이개 및 외이도), 중이(고막, 이소골 및 고실), 내이(와우) 및 청신경으로 구성되며 외이를 통해 들어온 소리는 고막을 진동시키고, 이는 고막과 연결된 이소골을 통해 내이로 전달, 전기 신호로 변환된 후 청신경을 통해 뇌로 전달해 사람이 인지하게 된다. 대표적인 청각계 질환으로 난청, 중이염 및 측두골 및 두개저 종양 등이 있다.

- 청각계와 관련된 의료기기
 1. 보청기
   - 기본 원리: 보청기는 난청의 대표적인 치료 방법으로 음향 에너지를 전기 신호로 전환하여 알고리즘을 통하여 증폭시킨 후 다시 음향 에너지로 변환하여 전달하는 기기이다.
   - 최신 동향: 다양한 전자통신 기술이 접목되어 웨어러블 기기로써 점차 발전하고 있으며 다양한 알고리즘을 통하여 적절한 증폭 및 좀 더 부드럽고 편안한 소리로 전환되어 적용되고 있다.
 2. 와우이식기
   - 기본 원리: 와우이식기는 고도 난청의 대표적인 치료 방법으로 음향 에너지를 전기 신호로 전환한 후 체내에 삽입된 전극을 통하여 와우 내에 신호를 전달하고, 이를 통하여 소리를 인지할 수 있도록 돕는 기기이다.
   - 최신 동향: 전극 설계의 발달과 수술 기법의 발전에 따라 전기청각 동시자극이 적용되고 있으며 어음처리기 내 소프트웨어의 발전을 통하여 최적화된 소리를 제공하기 위한 노력이 이루어지고 있다.

3.4 ▶ Reference

대한이비인후과학회, 2009. 이비인후과학 제2판, 일조각, 서울.

Young-Soo Chang, Il Joon Moon, Sung Hwa Hong, Moon Recent advances in cochlear implantation, J Clin Otolaryngol.

von Ilberg C, Kiefer J, Tillein J, Pfenningdorff T, Hartmann R, Sturzebecher E et al., 1996. Electric-acoustic stimulation of the auditory system. New technology for severe hearing loss. ORL J Otorhinolaryngol Relat Spec.

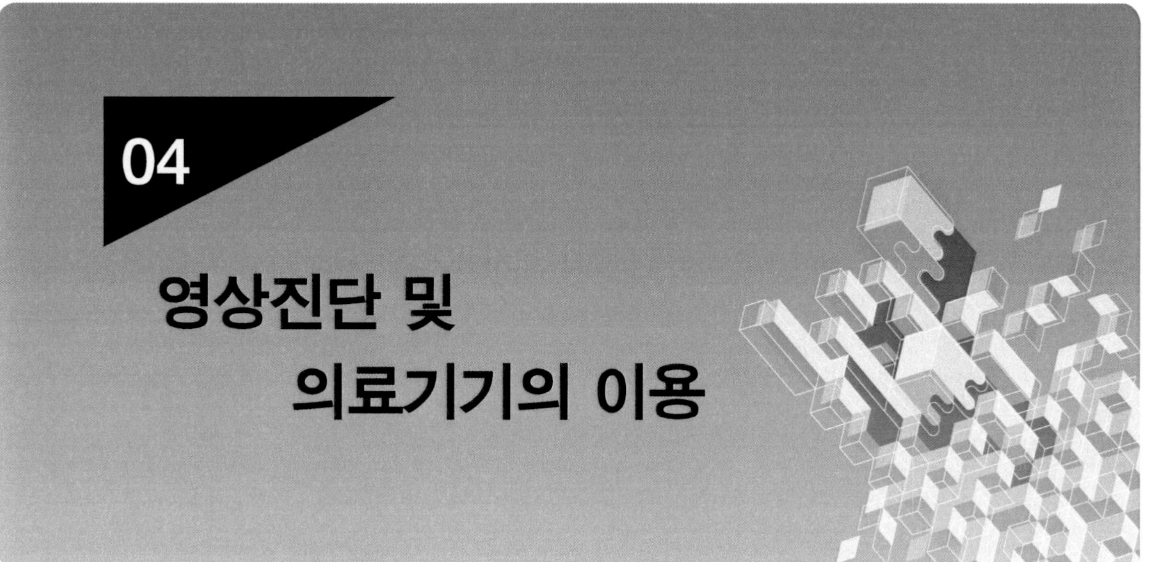

04

영상진단 및 의료기기의 이용

4.1.1 엑스선이란?

가시광선, 초음파, 라디오파 등이 비전리방사선인데, 엑스선과 감마선은 전리방사선이다. 이들 전자파들은 파장과 에너지가 각기 다르다. 엑스선은 독일의 뷔르츠부르크 대학의 교수였던 빌헬름 뢴트겐이 1895년 11월 8일 발견하였으며, 알려지지 않은 새로운 종류의 광선이라는 의미에서 X선이라고 명명하였다. 매우 짧은 파장(0.5-0.6amstrom)의 전자파로 원자의 궤도전자를 분리시켜 전리(ionization)시킬 수 있는 충분한 에너지를 가지고 있어서 전리방사선에 속한다. 그래서 비전리방사선과 달리 과다 노출 시 피폭되는 위험성이 있다.

엑스선은 음극의 가열된 텅스텐 필라멘트에서 생성된 전자가 양극과 음극 사이에 전압에 의해 가속화되고, 이 고속 전자가 양극의 표적에 충돌하면서 그 운동 에너지가 변하여 방출되는 전자파이다. 관전압은 kVp로 나타내는데 음극과 양극 사이에 걸리는 전위차를 말하며 엑스선의 에너지를 결정한다. kVp가 증가하면 에너지가 증가하여 투과력이 커지고 영상대조도는 오히려 감소한다. 진단 목적으로는 40~150kVp가 사용된다. 관전류는 두 전극 사이에 흐르는 전류로서 mAs로 표시하며, 관전류가 증가하면 전자 수가 많아지고 엑스선 양이 증가한다.

인체 조직별로 엑스선 투과성이 달라서 영상 진단을 할 수 있게 하는 근본 원리가 된다. 예를 들어 공기(허파 속 공기나 장내 공기)는 과투과성이므로 엑스선 영상에서 검게 보이고, 뼈나 금속(인체나 삽입된 인공 관절 등)은 엑스선이 투과되지 않아서 하얗게 보인다. 근육 등 연부조직은 중간 회색으로 보인다. 각 조직별로 다른 회색도를 보여 진단에 이용할 수 있게 된다. 이러한 영상이 단순 엑스선 촬영 영상이다.

4.1.2 영상진단의 실제

영상의학과 전공의 과정을 통해 영상진단의 전체를 배우고 전문의 시험에 합격한 후 작은 병원에서 근무하며 혹은 개업을 하여 영상의학 전반에 대한 진료를 할 수도 있다. 그러나 많은 영상의학과 전문의들은(전임의 과정을 통하여) 자기의 주 종목을 좀 더 공부하고 그 분야를 위주로 진료를 하게 되는데 이때는 대부분 영상 진단기기별로 주 분야를 선택하지 않고 해부학적 부위별로 선택을 한다. 그 이유는 인체 부위에 따라 해부학과 질병이 다르기 때문이다. 즉 뇌신경, 두경부, 흉부, 심장, 갑상선, 유방, 복부, 비뇨생식계, 근골격계 등 해부학적 분류를 대부분 따라 영상의학 전문 분야가 달라진다. 물론 소아 분야와 중재(인터벤션) 분야는 해부학적 분류가 아니다. 중재 분야 영상의학과 의사는 DSA, 투시, 초음파, CT 영상 유도하에 수술을 대치하는 치료적 시술을 한다. 그 외 영상 의학과 의사들은 초음파를 직접 보면서 진단을 하거나, 방사선사들이 촬영한 CT, MRI 영상들을 PACS 모니터로 보면서 영상 진단 판독을 하게 된다.

4.2 영상진단 관련 의료기기들을 이용한 촬영술

4.2.1 디지털 방사선촬영술(Digital radiography)

엑스선 촬영으로 얻은 연속적인 아날로그 상태의 영상 정보를 전기적 신호로 변환시켜 디지털화한 다음 컴퓨터를 이용하여 영상의 사후 처리, 저장, 정보 전달을 가능하게 하는 방법이다. 고전적인 엑스선 촬영 영상을 스캔하여 PACS에 정보를 넣은 적도 있었으나 영상 정보 소실이 불가피하였다. 즉 PACS 가 영상 정보 저장과 전달(영상 판독을 위한 전달 포함)을 제대로 하기 위해서는 이러한 디지털 방사선촬영술이 전제 조건이 된다. 기존의 엑스선 장치에서 필름이 하던 역할, 즉 엑스선을 받아서 영상을 처리하고 전개하는 기능을 각각 분리하여 진행한다. 특히 영상 전개 과정에서 디지털 영상 신호 강도의 범위(window width)와 수준(window level)을 조정할 수 있게 되어 엑스선 노출 조건에 영향을 덜 받고 영상의 회색조를 조절할 수 있게 되었다.

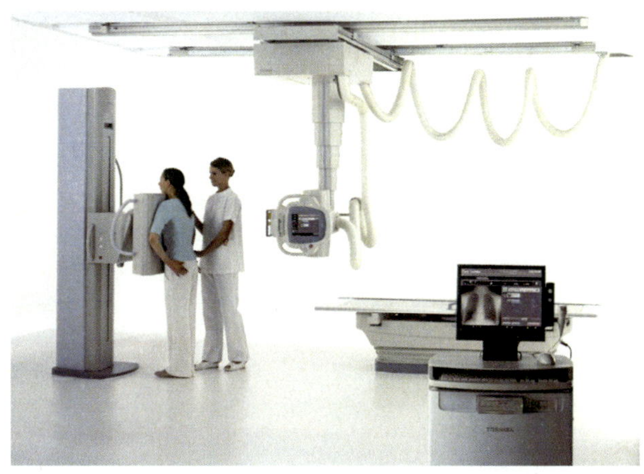

[그림 4-1] 디지털 방사선촬영술

4.2.2 투시촬영술(Fluoroscopy)

엑스선이 인체를 투과한 후 그 강약을 형광으로 변화시켜 영상증폭기로 증강시키고 이를 텔레비전 카메라와 모니터로 직접 보는 검사법이다. 환자에게 피폭되는 엑스선의 양을 줄이고 검사자는 엑스선과 떨어져 모니터를 봄으로써 실시간 영상을 관찰할 수 있게 된다. 먹는 조영제를 사용하여 식도, 위장, 소장, 대장 윤곽과 점막 등을 직접 볼 수 있다. 최근에는 여러 이유로 그 검사 빈도가 현격히 줄고 있다. 투시 기계는 간단한 혈관조영술이나 중재적 시술 시에도 사용할 수 있는 장비이다.

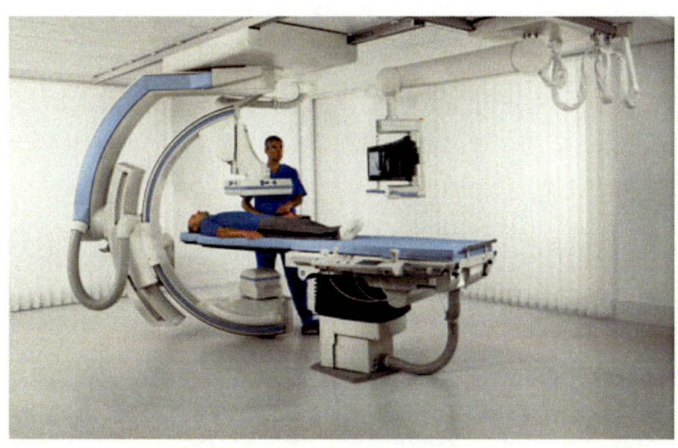

[그림 4-2] 투시촬영술

4.2.3 유방촬영술(Mamography)

　유방의 촬영은 유방암 진단을 위해 0.1mm 크기의 미세석회화뿐만 아니라 낮은 조직 대조도의 유방과 유방 병변을 영상화해야 하기 때문에 일반 엑스선 영상보다 뛰어난 공간, 대조 분해 능력이 필요하다. 낮은 관전압(25-40kVp)을 사용해서 광전 효과가 주로 나타나 높은 대조도의 영상을 얻는다. 뿐만 아니라 유방을 압박 촬영하여 조직의 두께를 줄이면서 산란선을 감소시키고 대조도를 높인다.

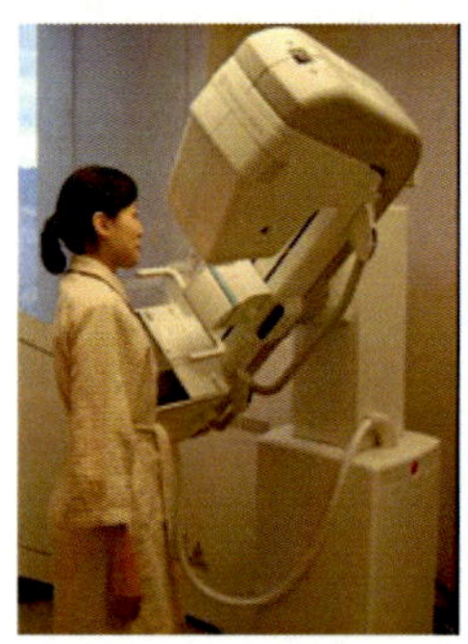

[그림 4-3] 유방촬영술

4.2.4 전산화단층촬영술(CT)

　엑스선을 인체의 한 단면에 투과시키면 엑스선이 지나간 조직들은 각 조직들의 엑스선 흡수율에 따라서 각각 투과되는 양이 달라진다. CT에서는 엑스선관 앞에 위치한 collimator를 이용하여 slit beam 엑스선이 나오게 되고 인체 단면을 투과하여 나온 엑스선 양을 엑스선관의 180도 반대쪽의 detector가 탐촉하게 된다. 엑스선관이 기계적으로 360도를 돌면서 여러 각도에서 탐지한 영상 정보를 컴퓨터를 이용해서 풀어내면 인체 단면의 특정 지점의 엑스선 흡수 계수를 수학적으로 산출할 수 있게 된다. 이러한 CT 번호(Hounsfield number)는 물을 0, 공기를 -1,000, 뼈를 +1,000으로 정한 후 각 물질의 감쇄계수를 계산하는 것으로 지방은 -100 정도가 된다. 이러한 CT 번호를 회색조 단계별로 재구성하여 단층 영상으로 만드는 것이 CT 영상이다.

　10% 이하의 회색조 단계를 구별할 수 없는 단순 엑스선 영상과는 달리 CT 영상은 0.5% 정도의 감쇄계수의 차이도 알아낼 수 있다. 뇌의 백질은 CT 번호가 24, 회백질은 CT 번호가 36으로 그 차이가 0.6%나(조영제를 사용하지 않고도) 구별되어 보인다. (정맥주사) 조영제를 사용하면 조영제가 혈관 속을 지나면서 감쇄계수를 매우 높이고 시간(1분

이내)이 지나면 각 조직 내로 퍼져 조직 간의 구별을 더욱 잘할 수 있게 도와준다. 또한 (악성 혹은 양성) 종양마다 조영 증강 양상이 달라서 종양 감별 진단에 도움을 준다.

과거 CT기계는 엑스선관이 360도를 회전한 후 0.5~1㎝ 축상(axial)으로 움직여서 다시 360도 회전 촬영을 하였으나, 나선식 CT(spiral CT)가 나온 후 나사 모양으로 움직이면서 축상 이동거리까지 감안하여 컴퓨터 계산을 하게 되어 고속 촬영의 길을 열었다. 나선식 에 여러 탐촉자를 사용한 다중탐촉자 CT(multi-detector CT)가 개발되면서 등방성 영상 (isotropic imaging)이 가능해졌다. 이러한 영상과 3차원적으로 똑같은 해상도 영상 정보 를 얻을 수 있게 되어 횡단면, 시상면, 관상면, 심지어 다양한 곡면 단면 영상을 자유자재 로 볼 수 있게 되었다. 다중 탐촉자 CT의 탐촉자를 128채널 이상 올리면서 움직이는 심장 영상도 얻게 되었다.

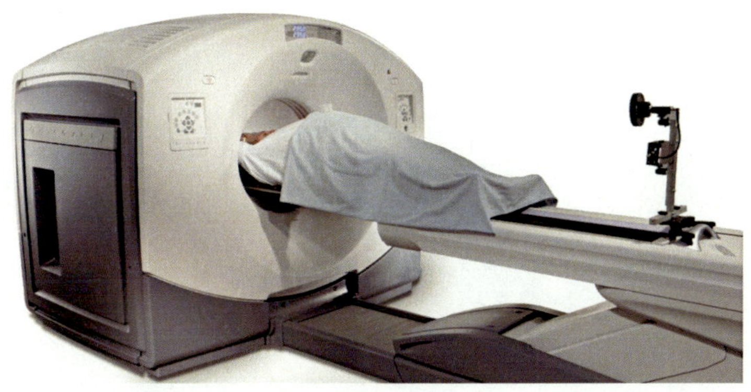

[그림 4-4] 전산화단층촬영술

4.2.5 자기공명영상술(MRI)

강력한 자장(0.5Tesla 이상) 속에 인체를 놓은 후 수소원자핵만을 공명시키는 고주파를 순간적으로 발사했다가 끊으면 인체 내 수소원자핵에서 신호가 나오는데 그 신호를 받 아서 얻는 영상이다. 나오는 신호의 크기는 인체 각 조직의 수소원자의 농도, T1 이완 시간, T2 이완 시간, 혈류 등에 따라 달라진다. 수소원자가 있는 조직마다 물리적, 화학 적 성질이 다른데 T1 이완 시간, T2 이완 시간의 차이가 영상으로 나타난다.

T1 강조 영상에서는 T1이 짧은 지방조직이 고신호강도로 희게 보인다. 점액낭종과 같은 고단백질 함유 병소나 아급성 출혈도 희게 보인다. 순수한 물은 검게 보인다. T2 강조 영상에서는 T2가 짧은 근육이나 지방조직이 저신호강도로 검게 보인다. 공기나 골피질이 T2 강조 영상에서 검게 보이는 경우는 T2가 짧아서가 아니라 수소원자핵이 없

어서이다. T2는 조직의 수분 함유량과 대체로 비례하여 길어져서 정상 조직보다는 부종이나 암종이 국소적으로 희게 보인다.

MRI는 CT에 비해 연부조직의 대조도가 뛰어나서 신경계 질환이나 근골격 질환에서 더욱 많이 사용된다. 방사선 피폭이 없다는 점에서 소아나 임산부에게 사용된다. 자석을 이용하기 때문에 과거 모델의 심박동기나 인공 내이 이식물 등을 가지고 있는 환자에는 사용할 수 없다. CT는 요오드성 조영제만 사용되나 MRI는 여러 성분의 조영제들이 개발되어 있다.

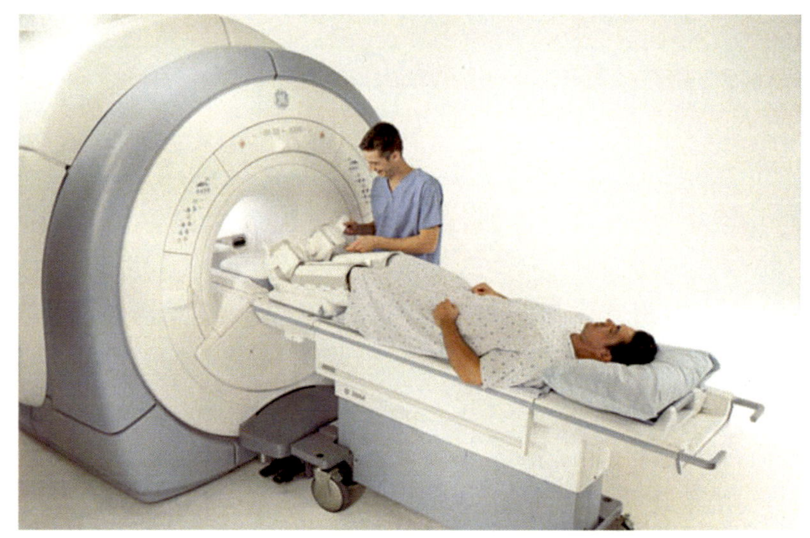

[그림 4-5] 자기공명영상술

4.2.6 초음파(Sonography)

초음파는 2만Hz 이상의 가청 영역 밖의 주파수의 음파이다. 초음파 탐촉자(probe, transducer) 내 압전결정체는 수많은 쌍극자로 기하학적 형태로 배열되어 있다가 순간적인 전압을 가하면 진동하면서 초음파를 발생시킨다. 초음파 펄스가 체내로 발사되면 반사면을 만날 때까지 일정한 속도로 조직 속을 진행한다. 반사면을 만나면 초음파 빔의 일부는 진원 쪽, 즉 탐촉자 쪽으로 반사되는데 이것을 에코, 메아리라 부른다. 음향저항의 차이가 클수록 반사가 증가하는데, 음향저항은 조직 밀도와 음파 속도의 곱으로 결정된다. 연부조직의 음향저항 차이는 작으나 공기와 뼈는 매우 큰 차이(공기 0.0004, 뼈 7 내외, 대부분 연부 조직 1~2)여서 이들 계면에서는 대부분의 초음파가 반사되어 그 뒤를 볼 수 없게 된다. 반사된 에코가 탐촉자의 압전결정체에 도달하면 전기적 신호로 변환된다.

되돌아오는 시간을 계산하여 모니터에서 그 위치에 그 강도를 나타내게 된다. 진단 목적의 초음파 기계는 3~10Hz의 주파수를 이용한다. 주파수가 높을수록 음속의 방향성이 생기고 해상력은 증가하지만 투과력이 줄어들어 검사할 수 있는 깊이가 얕아진다. 즉, 복부의 간이나 췌장을 볼 때는 3~5Hz의 주파수를 이용하고 갑상선이나 유방은 10Hz 정도의 주파수를 이용한다.

초음파는 방사선 피폭이 없으면서 실시간 단면영상을 얻을 수 있으며 연조직 구별이 비교적 용이하다. 최근에는 기술의 발전과 부품의 소형화로 초음파 기계의 본체가 없는 탐촉자의 선을 전용 노트북에 연결하여 영상을 보는 포터블 초음파 기계가 나와 있다. 가장 최근에는 본체 없이 탐촉자만으로 영상처리를 끝낸 후 와이파이를 이용한 무선으로 전용 태블릿 PC 모니터나 검사자 본인의 스마트폰을 가지고 초음파 영상을 보내는 무선 초음파 기계가 개발되고 있다.

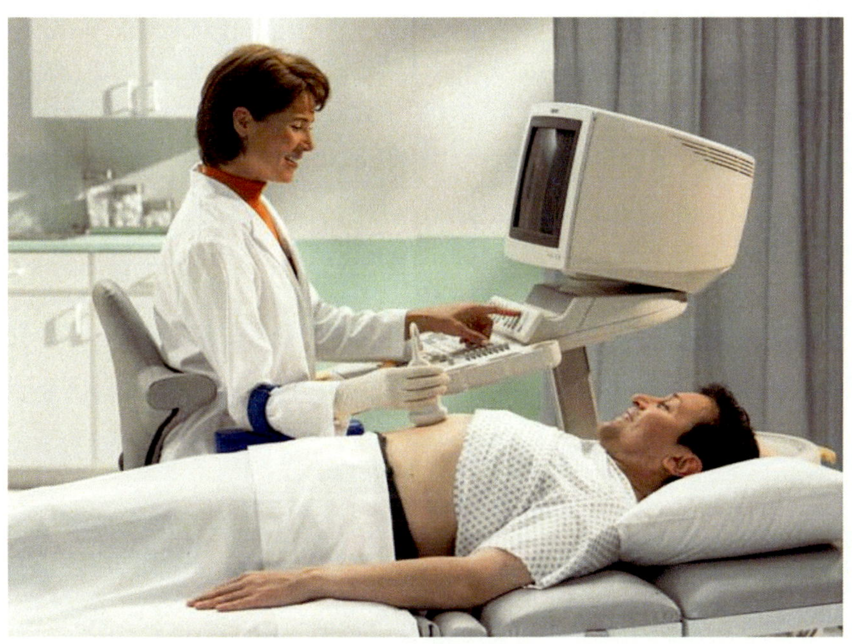

[그림 4-6] 초음파

4.3 ► Reference

최병인 편저, 2015. 복부초음파진단학 3판, 일조각.

한만청 편저, 2010. 영상의학 3판, 일조각.

Brown MA, Richard C. Semelka RC, 2010. MRI: basic principles and applications, 4th Edition, Wiley-Blackwell.

Curry TS, Dowdey JE, Murry RE, 1990. Christensen's physics of diagnostic radiology, 4th edition, Lea & Febiger.

Hsieh J, 2009. Computed tomography: principles, design, artifacts, and recent advances. 2nd edition, Silverchair.

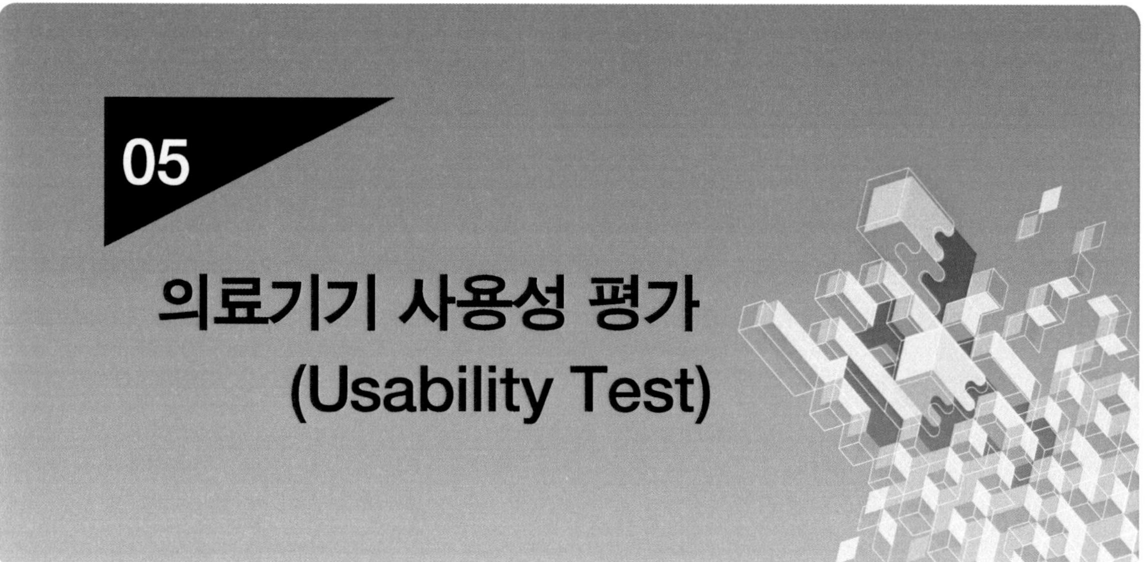

5.1 ▶ 사용성 평가 이해

5.1.1 사용성 평가 목적

- 기기와 사용자의 상호적 작용(검사 포인트) 또는 장/단점 등을 찾기 위하여 기기, 인터페이스에 대한 객관화된 평가를 통해 적합성을 확인, 결과를 의료기기 개발 과정(디자인, 설계 등의 개선)에 활용한다.
- 기기가 환자를 심각한 부상 또는 사망으로 이끌 수도 있는 심각한 사용자의 에러에 대하여 얼마나 강한지/잘 견디는지를 확인하는 것이며, 사용자의 선호와 필요를 만족하는지에 대해 수행한다.

1) 객관화된 평가 절차 예시

- 환자 감시 장치: 테스트 센서를 모니터에 꽂음 → ECG 신호 잡음 → 심박출량 측정 → 수축기 및 확장기의 혈압 경고 알람의 한계 조정
- 내시경: 시뮬레이션 소화관에서 테스트 → 식도를 통하여 복부, 유문 괄약근까지 진입 → 하부 식도 괄약근을 보기 위하여 단계 역행
- 인슐림 펌프: 기초량 설정 → 환자의 탄수화물 함류량 체크 → 식사 전 bolus 제공 → 차후 분석을 위해 컴퓨터에 자료 업로드

2) 심각한 사용자의 에러 분석

- 오류를 수치적으로 분석(ISO 14971:2007)

  빈도: Frequent, Probable, Occasional, Remote, Improbable

  심각성: Catastrophic, Critical, Serious, Minor, Negligible

Qualitative Severity Levels

		Negligible	Minor	Serious	Critical	Catastrophic
Probability Semiquantitative Levels	Frequent					
	Probable					
	Occasional					
	Remote					
	Improbable					

※ 회색 부분이 unacceptable risk

5.1.2 사용성 평가의 기본 구조

- 평가할 의료기기뿐만 아니라 시설 및 스태프 소개와 피험자 동의서 작성 등을 시작으로 특정한 업무를 수행하도록 지시하고 장/단점 및 사용자 에러의 원인 또는 영향, 디자인 개선의 여지 등에 초점을 맞추어 인터뷰를 진행한다.
- 사용성 평가는 목적과 주어진 기기의 특성에 맞도록 맞추어져야 하기 때문에 널리 적용되도록 만들어진 것이 아니어서 평가 범위나 기술적인 접근에서 매우 다양하다.

1) Welcome the test participant: 2~3분

- 감사 표시 및 테스트 룸 안내와 친밀한 관계를 가지기 위한 일반적 대화, 스태프 소개 등이다. 관찰 룸으로 가서 유리를 노크하는 이유는 보이지 않는 사람으로부터 관찰당한다는 불편함, 거북함으로부터 해소시키기 위한 행동이다.

2) Review the need for confidentiality: 2~3분

- 테스트 검토 및 의료기기의 조사를 기밀로 진행하는 것에 대해 동의한다.
- 기기의 디자인 및 성능에 대하여 세세하게 요청한다.
- 테스트를 사진이나 영상으로 기록할 수 있는 권한을 요청한다.

3) Explain the test-related risks and protection: 1~2분

- 피험자 동의서에 서명한다.
- 발생할 수 있는 위험성을 설명한다.
- 발생할 수 있는 보호 장치 및 예방 조치에 대해 설명한다.

4) Outline the test participant's rights: 1분

- 보상에 대한 회수 없이 언제든지 참가를 철회할 수 있다는 것을 설명한다.
- 어떤 이유 때문이든지 중간에 원하는 만큼 휴식을 취할 수 있다.

5) Explain the purpose of the test: 1~2분

- 테스트를 진행하는 목적에 대하여 설명한다.
- 테스트를 진행함에 있어 일반적인 용어들을 설명한다.
- 참가자의 능력이 아닌 기기의 성능, 사용자 에러를 평가하기 위한 것이라고 설명한다.
- 참가자가 직면하게 될 어려움은 디자인이 개선되어질 필요가 있는 부분이라고 설명한다.

6) Outline the test activities: 1~2 분

- 각각의 활동 및 차지하는 시간을 설명한다.

7) Teach the participant how to "Think aloud": 2분

- 'Thinking out loud' 설명: 생각을 글로 표현하는 방법이다.

8) Explain the rating scale(if used): 1분

- 시험 참가자의 주관적인 느낌을 정량화하기 위하여 평가 척도에 대하여 설명한다.
- 공정한 등급으로 참가자를 이해시키고 상/중/하 등으로 표현한다.
- 긍정적인 성향의 사람으로부터 오는 점수 인플레이션을 피해야 한다.

9) Conduct a pretest interview: 2~3분

- 작업 수행, 평가, 걸리는 시간 등에 대하여 질의응답한다.

10) Provide a device overview: 3~5분

- 참가자들이 기기를 처음 접하기 전/후 기기에 대하여 100~200 단어로 된 요약 또는 1~2 분의 비디오 시청을 통하여 기기의 전반적인 개요를 보여 준다. 비싼 훈련을 포함하기도 하지만 테스트를 진행하기 전 몇 시간 또는 하루를 잡고 진행하기도 한다.

11) Collect first impression: 3~5분

- 기기에 대한 첫 느낌, 첫 인상을 수집한다.

12) Direct the participant to perform tasks: 기기의 복합성에 따라 시간을 할당한다.

- 참가자에게 특정한 업무를 바로 수행하도록 지시한다.

13) Conduct a posttest interview: 5~10분

- 미리 준비해 둔 질문, 일반적인 응답 등을 통하여 전반적인 참가자의 생각을 수집한다.

14) Compensate the participant: 1분

- 사례비에 대한 지급증에 서명하고 사례비를 지급한다.

15) Thank and dismiss the participant: 1~2분

16) Debrief with stakeholders: 30~60분

- 테스트 동안 도출된 결과물을 공유 또는 비교하기 위하여 모든 테스트 스태프와 관찰자가 모인다.

17) 그 외에 포함되는 것들

- Assess learning effects: 참가자에게 부분적인 업무를 반복적으로 수행하도록 지시, 참가자가 진행하는 수행 능력(시간, 달성도) 등을 문서로 남긴다.
- Assess legibility: read information 등을 미리 결정된 거리만큼 떨어뜨려 잘 보이는지 테스트를 진행한다.
- Assess icon clarity: 사용되는 아이콘이 명료한지 평가한다.
- Evaluate instruction(사용 지시서)
- Compare design options: 시각적인 디자인, 하드웨어의 가동 능력, 특징, 장·단점을 비교한다.
- Explore new design options: 참여적 디자인(participatory design)을 수행한다.

5.1.3 사용성 평가의 종류

5.1.3.1 형성적 사용성 평가(Formative usability testing)

- 설계 단계에서 개선이 필요한 부분을 정의하고, 계획한 디자인이 올바른 방향으로

가고 있는지 확인하는 것을 목적으로 한다.

- 설계 단계에서의 강점 및 단점을 정의하는 데 도움을 준다.
- 제조업체들은 전형적으로 2~3개의 복합적인 형성적 사용성 평가를 진행한다. 그러나 규제당국은 최종의 디자인 성능에 대한 평가(안전, 유효성)를 진행하기 때문에 제조업체들은 형성적 사용성 평가를 건너뛰는 경우가 있다.

5.1.3.2 총괄적 사용성 평가(Summative usability testing)

- 상용화 단계의 기기에 대한 평가로 디자인 개선 및 지향하는 바가 조건을 충족하는지 확인하는 것을 목적으로 한다.
- 디자인 마지막 총괄적인 시점, 기기의 제작이 거의 완료되는 시점에서 test를 진행한다.
- 주요 목표는 위험한 사용자 에러의 발생 기회를 줄이기 위하여 사용자 인터페이스를 인증하는 것(validate)이다.
- Class 2, Class 3의 의료기기에 총괄적 사용성 평가는 필수이다.
- 이상적으로, 한 번의 총괄적 사용성 평가로 인증받는 것이 가장 좋지만, 총괄적 사용성 평가에서 문제가 발생하여 수정해야 하는 경우와 설계 변경으로 인하여 총괄적 평가를 재수행하여야 하는 경우도 발생한다.
- 총괄적 사용성 평가는 사용 안전에 대한 설득력 있는 증거를 제공하여야 하기 때문에 철저한 가이드, 철저한 계획에 의하여 접근해야 한다.
- 참가자는 최소 15명, 최대 25명(하나의 test 당)이다.

[표 5-1] Formative Usability test vs. Summative Usability test

Question	Formative Usability test	Summative Usability test
규제 시 필요한가요?	아니오, 그렇지만 총괄적 사용성 평가를 진행하기 전 수행하도록 제안	간접적으로 필요
test의 목적은?	설계 단계에서의 사용성, 안전성에 연관된 장/단점을 정의 내리기 위함	주어진 기기에 대하여 대표적인 사용자가 기기와 상호 작용을 함으로써 기기를 validate 함
시행하는 시점은?	기기 개발 주기의 초기 단계, 종종 시행	허가를 받기 전 마지막 최종 단계에서 시행
기능적으로 제한된 프로토타입 또는 모델로 test를 진행하는 것의 적절성	paper prototype, computer-based prototype, 부분 기능 prototype 등을 포함하여 대부분의 설계를 test할 수 있음	생산품과 비슷한 기기 및 액세서리 등으로 test 진행해야 함
참가자의 수	각 그룹당 5~8명	각 그룹당 최소 15명이 적당

Question	Formative Usability test	Summative Usability test
어디서 수행해야 하나요?	사용성 평가 실험실, 컨퍼런스 룸, 다른 편리한 시설에서 가능	기기의 사용 환경의 시뮬레이션 레벨에 따라 다름 사용성 평가 실험실, 또는 컨퍼런스 룸 사용하며 때때로 실제 사용 환경에서 수행
test 참가자에게 중간중간 의견을 받아야 하는지?	test 도중 실시간으로 제공	때때로 다름, 중간중간 참가자에게 생각을 물어보는 것은 원활한 흐름에 방해가 될 수도 있음 그러나 사용자 에러, 작동에서의 어려움, 위기 상황은 실시간으로 의견을 받아야 함

5.2 ▶ 사용성 평가 절차의 실체

5.2.1 참가자 모집 방법 및 고려사항

- 참가자를 모집하는 방법으로는 환자를 모집하는 방법 또는 외부 업체에 위탁하는 방법이 있다. 외부에 위탁할 경우 비싸기는 하지만 테스트 시간에 맞게 자격이 잘 갖춰진 참가자들을 모을 수 있다.
- 시간 또는 참가자 수로 비용을 지불한다.
- 사용성 평가에 대하여 잘 알고, 평가 기준에 맞는 사람을 고용하는 것이 중요하다. 이러한 노력에도 간호사, 의사 같은 참가자를 구하는 것은 힘든 일이다.

1) 적절한 보상 기준을 설정해야

- 이동하는 시간부터 테스트실에 도착하는 시간별로 돈을 지급한다.
- 그들이 일상적으로 받는 임금보다 높게 지급한다. 그들의 일상적인 업무 외적으로 도움을 주는 것이기 때문에 동일하게 지급하면 안 된다.

2) 대표성을 갖는 참가자를 확보해야

- 성별/나이/학력/직업/장애 유무를 확인한다.

3) 참여 가치를 부각시켜야

- 참가자에게 언젠가는 자신들이 사용할 기기의 설계에 공헌하고 있다는 느낌을 준다면 소속감 또는 전문가로 보일 수 있다.

5.2.2 사용성 평가 환경 선정 및 고려사항

5.2.2.1 시뮬레이션 환경

- 실제 임상 환경과 거의 유사하지만 가격이 비싸다.
- 보통 병원의 환경을 재현해 둔 형식(예: 수술실, 중환자실, 응급실)이다. 기도, 위장관이 있어 생리학적 과정(호흡, 맥박 등)을 재현하는 마네킹이 배치(컴퓨터 조절 가능)한다. 마네킹을 컨트롤해 주거나 간호사, 의사, 기술자, 환자, 보호자 등 여러 역할을 수행하는 스태프도 배치한다.
- Medical school에 의해 운영되거나 제휴되어 운영된다.
- test 하려는 기기가 advanced care 내 환경에서 다루어져야 할 기기이고 외부 환경에 의하여 영향을 받는 경우(예: 다수의 사람, 다른 기기, 주변 물질 등에) 마취기기, 심폐 바이패스 기기, 의약품주입기기, 수술실 테이블, 무영등, 환자 감시 장치, 제세동기 등이 적합하다.

5.2.2.2 실제 사용 환경

- 실제 사용 환경에서의 어려움이 있다.
① 테스트 환경은 참가자에게 많은 공간을 할당하지 못한다. 또한 관리자, 기록자, 관찰자 등을 포함할 공간이 적다.
② 특별한 테스트 환경, 예를 들면 응급구조차, 심혈관 조영실 등 회사 또는 기관의 정책에 따라 접근이 불가하다.
③ 실제 사용에 방해가 된다. 예를 들어 응급수송 헬리콥터나 긴급 의료원은 응급에 이용되어야 하기 때문이다.
④ 실제 환경은 비디오 레코딩 시설이 설치되어지지 않아 필요 시 카메라를 손에 들어가 삼각대를 설치해야 하며 이것은 작업 수행에 영향을 미친다.
⑤ 실사용 환경은 특정한 시간에만 가능하여 장시간이 아니라서 포괄적인 사용성 평가를 하기에는 부족하다.

5.2.3 사용성 평가 계획서(Test plan) 작성 시 포함될 내용

- Test plan은 기본적으로 사용성 평가를 진행하는 방법으로 다섯 개의 'W', 하나의 'H'에 대한 대답을 할 수 있어야 한다.

① Who will conduct and participate in the test. (진행자와 참여자)

② What the test will evaluate. (평가 항목)

③ Where the test will occur. (평가 환경)

④ When it will occur. (소요시간)

⑤ Why it is being conducted. (평가 목적)

⑥ How it will be conducted, documented, and reported. (평가 수단, 방법, 보고)

- 포함 내용

① Background(배경): 전체의 설계 과정 중 사용성 평가의 역할을 설명한다.

② Purpose(목적): 사용성 평가 시행의 이유, 어떠한 결과를 도출할 것인지를 설명한다.

③ Test item(평가 대상물): 사용성 평가를 시행할 기기 또는 부품(예: tubing set, label, user manual)이 프로토 타입일 경우 기기의 기능적인 정확도 등을 명시한다.

④ Test apparatus(기구, 장치): 실제 사용 환경과 같은 적절한 레벨을 맞추기 위한 장비 및 보급품이다.

⑤ Participants(참가자): 테스트를 시행하는 사람, 인원수, 관련된 배경(직업 경력, 훈련도, 장애), 테스트 참가자들의 screening, 일정 조율 등의 개요를 작성한다.

⑥ Test environment(평가 환경): 테스트 시행 장소, 실제 환경과 비슷한 레벨을 맞추기 위한 위치(관찰자, 감독자), 특징들을 서술(소음, 빛, 가구 등)한다.

⑦ Methodology(방법): 사용성 평가의 접근 방식, 각각의 테스트 세션 동안 일어나는 특별한 작업 등을 기술한다.

⑧ Data collection(데이터 수집): 데이터 유형의 목록(기록, 사진, 영상), 자료 수집 방법 및 저장 방법이다.

⑨ Data analysis(데이터 분석): 미가공 데이터 처리 방법, 참가자의 행동 및 피드백을 분석하는 방법이다.

⑩ Reporting(결과 보고): 테스트 결과이다.

⑪ 그 외 필요한 내용

- Recruiting Screener: 테스트 전 1차적으로 선별하기 위하여 참가자에게 할 질문의 개요

- Confidentiality and video and photography release form: 기밀유지 서약서, 이미지 동의서 등(사전동의서)
- Pretest/Background interview
- Device overview(if appropriate): 기기 테스트 목적의 요약, 기기의 기본적인 기능(참가자에게 시작 전 간단하게 알려 줄 정도)
- Directed tasks: 참가자가 수행하는 작업의 목록에 필요한 정보(예: 환자 ID, 약물 처방 등)
- Risk/hazard analysis(If appropriate): 관련된 위험, 위험 요인, 위해도
- Posttask interview: 참가자들이 주어진 업무를 끝낸 후 진행할 인터뷰 내용
- Posttest/exit interview: 모든 테스트를 마친 후 진행하는 인터뷰

5.2.4 참가자가 수행할 프로토콜 예시

Usability test of an insulin pump : sample tasks for a 2-hour test session

1. 인슐린 펌프의 현재 상태를 확인한다.
2. 배터리를 교체한다.
3. 기본 프로그램을 오전 8시부터 오후 11시 30분까지 1.5/1시간 단위로, 오후 11시 30분부터 오전 8시 30분까지 1.0/1시간 단위로 맞춘다.
4. bolus 설정한다.
5. 알람의 상태를 점검한다.
6. 40g의 탄수화물에 해당되는 bolus의 양을 계산한다.
7. 저녁 식사 전에 bolus 전달 양을 상기하고 펌프를 조절한다.
8. basal profile을 1에서 2로 스위치를 눌러 조절한다.
9. 인슐린 양을 1시부터 6시까지 0.5로 조절한다.
10. 새로운 인슐린 카트리지를 삽입한다.
11. 새로운 인퓨전 센트를 기기에 연결한다.
12. 온라인 데이터베이스에 기록을 업로드한다.

※ 정의
- Basal rate: A steady trickle of low levels of longer-acting insulin
- Bolus: An extra amount of insulin taken to cover an expected rise in blood glucose, often related to a meal or snack.
- Insulin pump: An insulin-delivering device

- 12개의 테스트를 배정하는 것과 관련하여

① 2개~4개의 작업에 한하여 사용자 인터페이스와 일반적인 작업 흐름을 도입부에 배치한다.

② 2개~4개의 작업은 일상적으로, 가능한 신속히 시행해야 할 테스트 항목을 삽입한다.

③ 2개~4개의 작업은 디자인에 의해 지속적으로 사용자 오류에 관하여 유도할 수 있는 것으로 구성한다.

④ 2개~4개의 작업은 기기의 존재 이유(reason for being)와 관련된 작업으로 구성한다.

5.3 ▶ Summary

사용성 평가 테스트는 기기의 사용성과 안정성 평가에 초점을 맞추고 실제 또는 잠재적 사용자가 직접 참여하여 작성된 수행 과제를 외부 도움 없이 직접 시행하는 평가 방법이다. 테스트 과정에 조정자가 각 과정을 설명하고 참여자의 평가 활동을 관찰, 관련된 데이터를 기록, 분석한다. 이러한 결과를 통해 사용상의 문제점과 사용자의 에러를 진단하고 이를 기기의 디자인 및 성능 개선에 반영해 사용자의 위험 요소를 줄이고자 한다.

5.4 ▶ Reference

Michael E. Wiklund, Jonathan Kendler, Allison Y.Strochlic, 2010. Usability testing of Medical Devices, CRCpress.

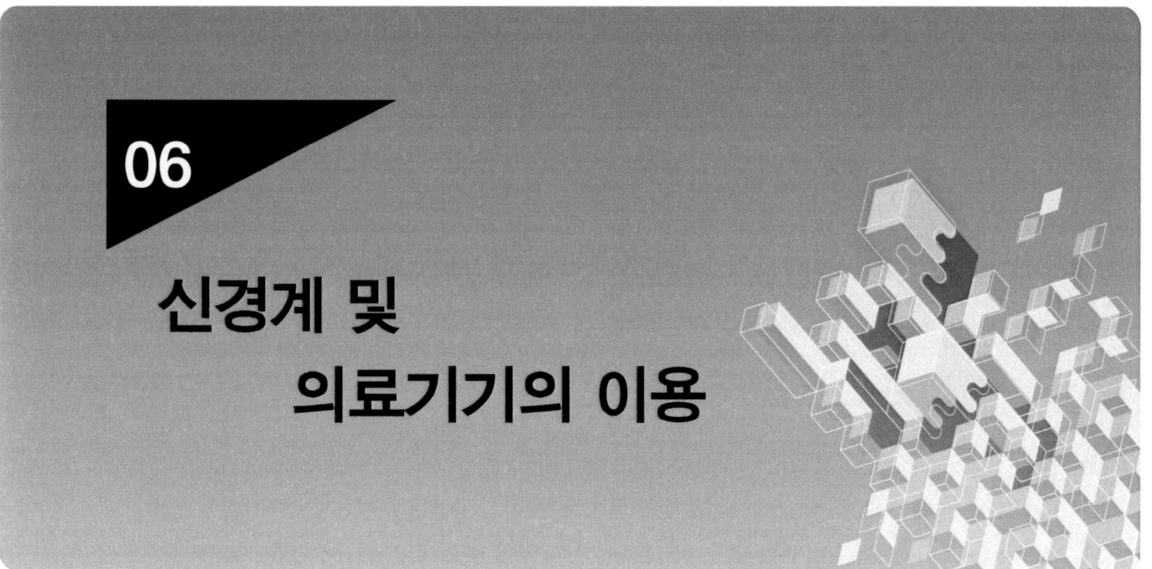

신경계 및 의료기기의 이용

6.1 신경계의 이해

6.1.1 신경계의 해부학/생리학적 이해

6.1.1.1 신경계의 기능 및 역할

신경계는 크게 중추신경계(CNS: central nervous system)와 말초신경계(PNS: peripheral nervous system)로 나뉜다. 중추신경계는 뇌(brain)와 척수(spinal cord)로 구성되고 말초신경계는 뇌에서 나오는 12쌍의 뇌신경(cranial nerve)과 척수에서 나오는 31쌍의 척수신경(spinal nerve)으로 이루어져 있다. 또한 신경계는 기능적으로 구심성 신경(afferent nerve)인 감각신경과 원심성 신경(efferent nerve)인 운동신경으로 나누어진다.

6.1.1.2 대뇌피질의 기능

대뇌피질(cerebral cortex)의 각 부위는 감각, 운동, 고위피질기능(higher cortical function) 등의 다양한 기능을 담당한다. 시각은 후두엽(occipital lobe)의 일차시각피질(primary visual cortex), 몸의 감각은 두정엽(parietal lob)의 일차몸감각피질(primary somatosensory cortex), 운동기능은 전두엽(frontal lobe)의 일차운동피질(primary motor cortex)이 일차적으로 담당한다. 이에 반하여 고위피질기능에 속하는 집중력, 기억력, 판단력은 대뇌피질의 여러 부위가 상호 연관되어 해당 기능을 수행한다. 특정 고위피질기능이 뇌의 어느 부분을 동원하여 어떤 방식으로 이루어지는지 확인하기 위해서는 뇌 전체의 기능 상태를 동시에 확인할 수 있는 방법이 요구된다. 이를 위해 기능 MRI, 양전자방출단층촬영

(PET: positron emission tomography) 또는 단일광자방출컴퓨터단층촬영(SPECT: single photon emission computed tomography), 뇌파검사(EEG: electroencephalography) 또는 사건관련전위검사(ERP: event-related potential) 등이 활용되고 있다.

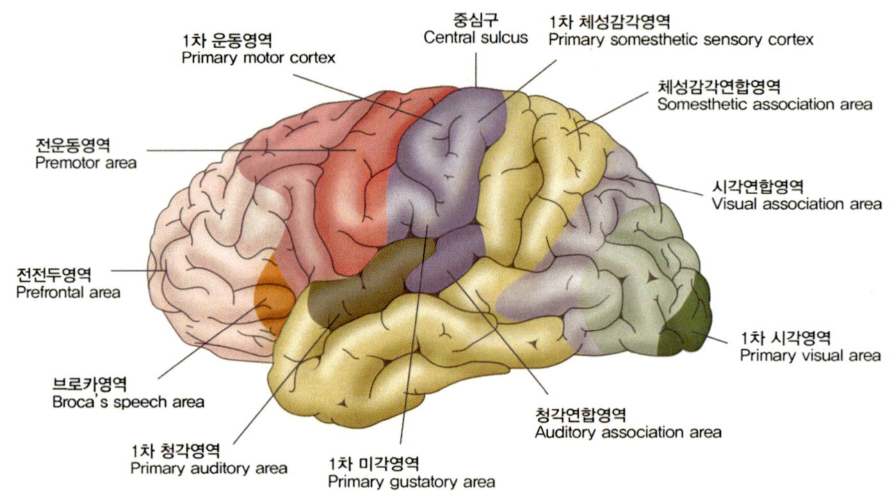

[그림 6-1] 대뇌피질의 기능 영역

6.1.1.3 운동신경계

일차운동피질(primary motor cortex)은 다른 대뇌피질, 기저핵(basal ganglia), 소뇌로부터 전달된 운동 정보들을 처리해서 척수로 전달하는 역할을 수행한다. 일차운동피질로부터 척수로 전달된 운동 명령은 해당 근육으로 전달되어 근육의 수축을 유발하고 근력을 만들어 운동이 일어나게 한다.

전운동피질영역(premotor cortex area)과 보조운동영역(supplementary motor area), 전전두엽피질(prefrontal cortex)은 인체 내부와 외부의 정보를 이용하여 연속적이고 복잡한 운동에 대한 정보를 분석하고 통합하여 목적에 맞는 운동 순서를 계획하고, 일차운동피질로 그러한 정보를 전달하는 역할을 수행한다.

기저핵은 전두엽피질의 각 운동영역과 순환고리를 이루어 운동을 하는 데 필요한 작용근(agonist)와 대항근(antagonist)을 원활하게 선택하고 조절한다. 반면 소뇌는 원하는 운동을 목적에 맞게 정확하고 조화롭게 수행하기 위해 신체가 움직일 때 외부에서 전달되는 감각 정보를 분석한다.

6.1.1.4 감각신경계

인체의 자극을 감지하고 해석하는 능력을 감각이라고 한다. 감각기능은 외부와 내부의 환경 그리고 공간에서 몸의 위치에 대한 정보를 중추신경계에 전달하는 역할을 한다. 신체의 각 부위에서 발생하는 자극은 감각 수용기를 통해 감지된다. 수용기는 기계, 화학, 광학 에너지를 전기신호로 바꾸며, 이때 발생한 활동전위가 감각신경을 따라 중추신경계로 전달된다. 중추신경계로 뻗어 있는 구심자극(afferent impulse)은 기능에 따라 일반내장구심감각(GVA: general visceral afferent), 일반몸구심감각(GSA: general somatic afferent), 특별내장구심감각(SVA: special visceral afferent), 그리고 특별몸구심감각(SSA: special somatic afferent) 등 네 가지로 나뉜다. 일반내장구심감각은 점막, 장막, 내장 평활근에서 오는 무의식적 감각을, 일반몸구심감각은 피부, 골격근, 관절에서 오는 감각을 전달한다. 특별내장구심감각은 맛, 냄새와 관련된 감각을 특별몸구심감각은 시각, 청각, 평형기관에서 오는 감각을 각각 담당한다.

[표 6-1] 감각신경계의 수용기, 신경섬유의 기능

수용기	섬유형	기능
기계수용기(mechanoreceptor)		
Merkel disk	$A\beta$	압력, 형태, 질감(texture)
Meissner corpuscle	$A\beta$	진동(flutter, 5~40Hz), 움직임
Ruffini corpuscle	$A\beta$	피부 긴장(skin stretch)
Pacinian corpuscle	$A\beta$	진동(60~300Hz)
Hair follicle receptor	$A\alpha\beta$	움직임, 방향
온도수용기(thermoreceptor)		
Free nerve ending	$A\delta$, C	차가움, 따뜻함
통증수용기(nociceptor)		
자유신경종말	$A\delta$	전도 속도가 빠른 날카로운 통증
자유신경종말	C	전도 속도가 느린 뻐근한 통증
고유감각(proprioception)		
Golgi tendon organ	Ib($A\alpha$)	근긴장도
근방추(muscle spindle)		
Nuclear bag fiber(annuspinal ending)	Ia($A\alpha$)	근육 길이와 속도
Nuclear chain fiber(flower spray ending)	II($A\beta$)	근육 길이와 긴장도
자유신경종말	$A\beta$	근육 압력과 통증
Ruffini ending	$A\alpha\beta$	관절 운동과 압력

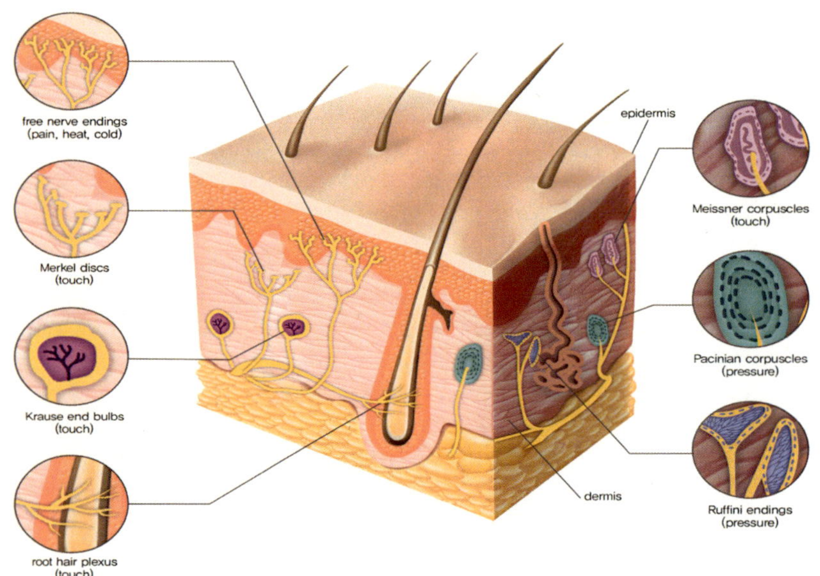

[그림 6-2] 감각수용기의 분포

6.1.1.5 자율신경계

자율신경계는 내분비계와 함께 심혈관, 호흡, 소화, 비뇨기 및 생식기관의 기능을 조절해 신체의 항상성(homeostasis)을 유지하는 역할을 한다. 내분비계의 반응은 느리고 지속적인 반면 자율신경계는 반응이 빠르고 짧다. 두 체계는 신체 내/외부에서 들어오는 감각신호에 의해 무의식적으로 조절되고 감정에 의해서도 영향을 받는다.

6.1.1.6 뇌신경계

뇌신경핵은 운동기둥과 감각기둥으로 이루어져 있다. 운동기둥은 눈과 혀의 움직임을 담당하는 일반몸운동, 머리와 가슴 및 복부 장기의 부교감신경 지배를 담당하는 일반내장운동, 저작근, 얼굴표정근, 중이와 인두, 후두의 근육, 흉쇄유돌근(SCM: sternocleidomastoid muscle)과 등세모근(trapezius muscle)의 운동을 지배하는 특별내장운동으로 이루어져 있다. 또한 감각기둥은 얼굴과 머리의 일반 감각을 담당하는 일반몸감각, 심장과 허파, 소화기의 감각을 담당하는 일반내장감각, 후각과 시각, 청각, 전정감각을 담당하는 특별몸감각, 미각과 후각에 관여하는 특별내장감각 등으로 구성된다.

뇌신경은 총 12쌍이고, 제1, 2 뇌신경을 제외한 나머지는 뇌줄기에서 나온다. 제1, 2 뇌신경은 순수감각신경인 반면 제3, 4, 6, 11, 12 뇌신경은 순수운동신경이다. 그 외의 제5, 7, 8, 9, 10 뇌신경은 감각과 운동신경의 혼합신경이다.

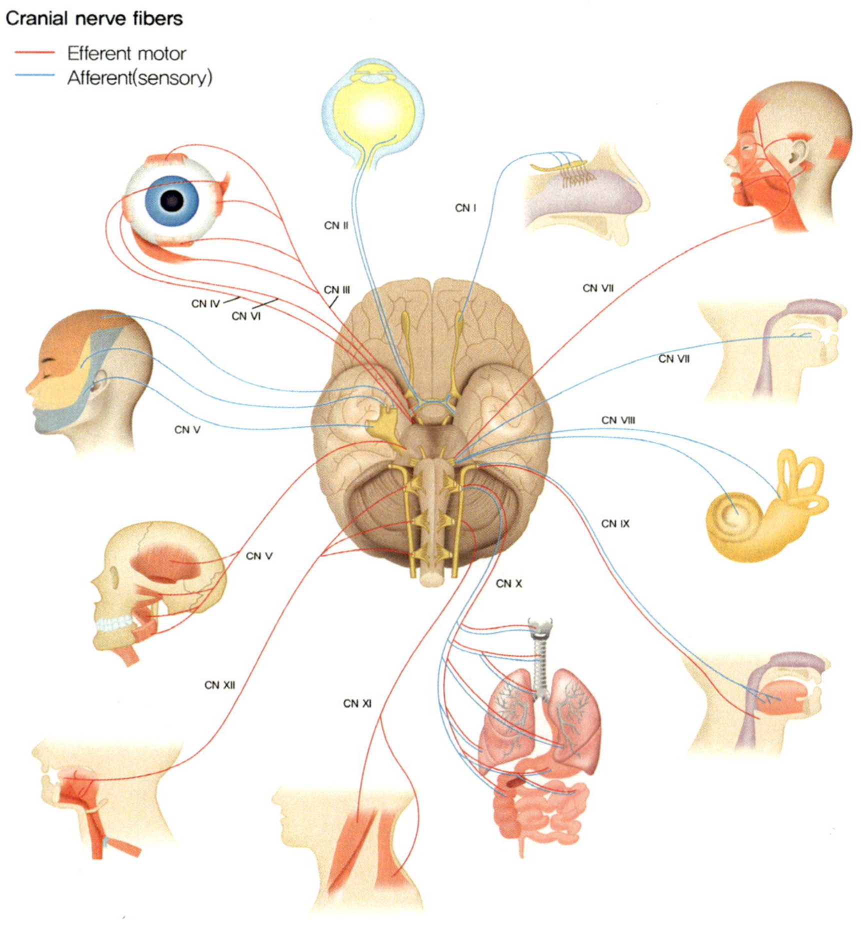

[그림 6-3] 뇌신경의 종류와 기능

6.1.1.7 척수와 말초신경

척수는 척추 내에 위치하며 뇌와 말초신경을 이어 주는 다리 역할을 하는 중추신경이다. 척수는 경부척수 8개, 흉부척수 12개, 요부척수 5개, 천부척수 5개, 꼬리척수 1개 등 31개의 분절(segment)로 이루어져 있다. C1을 제외한 30쌍의 등뿌리는 각각 특정 신체부위의 감각을 담당한다.

말초신경은 해부학적으로 다양한 직경을 가지는 유수신경과 무수신경으로 구성되는데 전체적으로 무수신경섬유가 차지하는 비율이 높다. 기능적으로는 운동신경섬유와 감각신경섬유로 구분되고, 하나의 신경주행을 따라 서로 다른 신경다발이 합쳐졌다가 다시 분리되지만 순수감각신경섬유만으로 구성되어 있는 장딴지신경(sural nerve)과 순수운동신경만으로 구성되어 있는 전골간신경(anterior interosseous nerve)도 존재한다.

말초신경섬유의 굵기가 클수록 랑비에 결절(Ranvier node) 사이의 간격이 길고 신경전도속도가 빠르다. 말초신경 중 신경섬유를 제외한 25~85%는 신경섬유를 외부의 압박이나당김으로부터 보호하고, 혈관이나 림프관을 포함하고 있어 신경의 성장과 대사에 중요한 역할을 수행하는 결체조직이다.

신경세포 속에는 칼륨이온 농도가, 세포 바깥에는 나트륨이온의 농도가 높으며, 안정막전위는 약 -80MV의 음전위를 유지한다. 자극에 의해 나트륨 통로가 열리고 세포 속으로 나트륨이온이 유입되면 세포 속이 바깥에 비해 양전위를 띠게 되고, 만일 역전된전위가 역치를 넘으면 활동전위가 생성된다. 이후 나트륨이온의 유입이 감소하고 칼륨이온의 유입이 증가하는 것을 재분극(repolarization)이라고 하고, 막전위는 다시 안정시의 음전위로 회복된다. 이런 탈분극(depolarization)은 활동전위가 역치를 넘지 못하면신경막의 탈분극이 발생하지 않아 'all-or-none'이라고 일컫는다. 한편 나트륨이온이세포 내로 유입되는 기간 중에는 세포막이 다시 자극되지 않아 활동전위가 생기지 않으며, 이 기간을 불응기(refractory period)라고 한다.

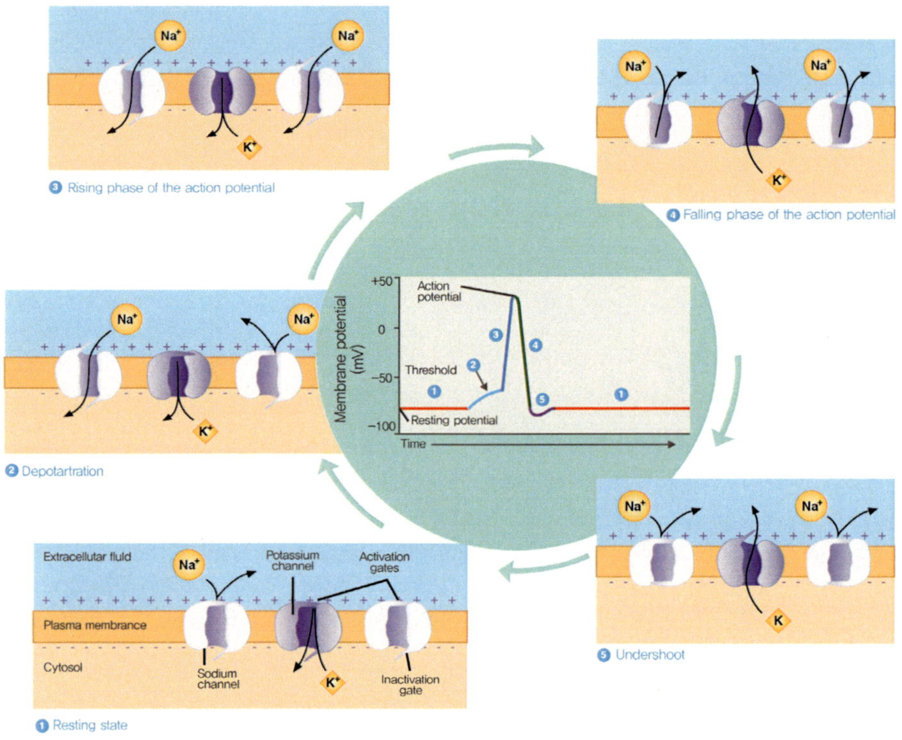

[그림 6-4] 신경세포에서 활동전위의 전달

활동전위는 신경을 따라 한쪽 방향으로만 전파된다. 유수신경섬유에서 탈분극은 나트륨 통로가 존재하는 랑비에 결절에서만 일어나고, 나트륨 통로는 결절 주변부에 있으므로 재분극은 나트륨 통로가 불활성화되어 누출전류(leakage current)가 발생하면서 일어나게 된다. 한편 수초는 절연체이므로 탈분극으로 생성된 전류는 다음 랑비에 결절로 이동하는 도약전도의 특성을 가지고 있다. 따라서 활동전위의 속도는 랑비에 결절 사이의 간격이 길고 절연체의 수초가 두꺼울수록 빠르다. 반면 랑비에 결절이 없어 도약전도를 할 수 없는 무수신경섬유의 경우 유수신경섬유에서보다 활동전위의 속도가 느리게 나타난다.

6.1.2 신경계 질환 및 치료

6.1.2.1 뇌졸중(Stroke)

뇌졸중은 뇌의 혈관이 파열되어 일어나는 출혈성 뇌졸중과 혈관이 막혀 뇌의 일부분에 혈액 공급이 되지 않아 일어나는 허혈성 뇌졸중으로 나뉜다. 성인 사망의 주요 원인 중 하나인 뇌졸중이 노인들에게 특히 중요한 이유는 사망하지 않더라도 생존자의 절반 이상에서 신체장애가 계속 남아 지속적인 의료 지원이 요구되기 때문이다. 뇌졸중은 모든 연령에서 발생하지만 고령일수록 발병률과 유병률이 높다.

얼굴과 팔다리, 특히 몸의 한쪽 부분의 감각이 무뎌지거나 힘이 없어지는 것이 뇌졸중의 주요한 증상이다. 또한 상대방의 말을 이해하기 어렵거나 말이 잘 나오지 않고, 한쪽 눈 또는 양쪽 눈에 시각장애가 나타날 수 있다. 팔다리 움직임의 조절이 어렵거나 어지럽고 균형을 잃게 되거나 원인을 알 수 없는 극심한 두통이 나타나기도 한다.

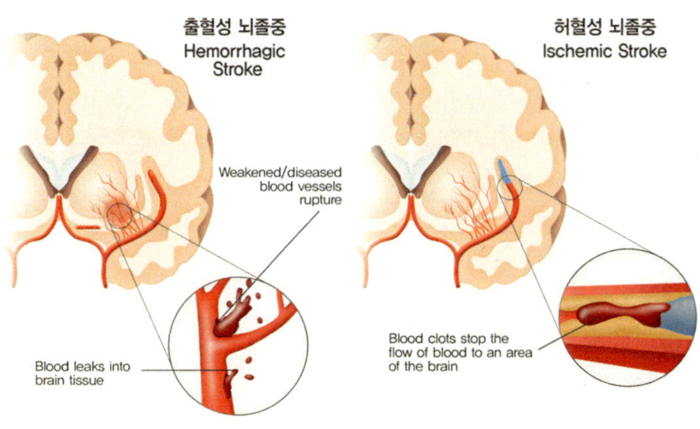

[그림 6-5] 출혈성 뇌졸중과 허혈성 뇌졸중

　　뇌졸중이 의심되면 의사의 문진에 이어 CT 또는 MRI, 뇌혈관조영술(cetebral angiogram) 등을 이용하여 병소를 찾아낸다. 일단 뇌졸중으로 진단이 되면 뇌손상을 최소화하고 회복을 촉진하기 위해 뇌에 튜브를 삽입, 병소에 직접 티슈 플라미노젠 액티베이터 (tissue plasminogen activator)를 주입하거나 혈전용해제를 복용하여 혈전을 제거한다.

6.1.2.2 치매(Dementia)

　　치매는 일상생활을 정상적으로 유지하던 사람이 후천적으로 다양한 원인에 의한 뇌기능의 손상으로 전반적인 지적능력, 기억력, 집중력, 언어능력, 시공간기능 등의 다양한 인지기능의 손상되어 일상생활능력(ADL: activities of daily living)의 저하가 동반 된 상태를 말한다. 치매는 질환의 이름이 아니라 다양한 질환에 의해 뇌의 구조적 손상 이나 신경전달물질의 부족으로 발생하는 증후군(syndrome)이다. 알츠하이머병(Alzheimer -disease)은 치매의 가장 흔한 원인 질환으로 65세 이상 노인에서 1.6~15.3%의 유병률을 나타낸다. 대부분의 알츠하이머병은 노인 연령에서 산발형(sporadic type)으로 발생한다. 반면 전체 알츠하이머병의 10% 정도는 유전자 돌연변이에 의해 발생하는 가족성 알츠 하이머병으로 이른 연령에서도 발생할 수 있다.

　　알츠하이머병의 증상은 서서히 발생하여 점진적으로 진행되고 개인에 따라 다양한 임상양상이 나타난다. 가장 흔한 초기 증상으로는 기억장애가 있다. 초기에는 최근 사건 에 대한 기억장애가 주를 이루다가 병이 진행하면서 옛날 기억도 점차 잊히게 된다. 지남력은 처음에는 주로 시간에 대한 지남력이 손상되지만 점차 장소 및 사람에 대한 지남력의 손실도 나타난다. 언어장애는 대화 중 이름대기장애로 시작하여 점차 이해력 이 떨어지고 말수가 줄어들어 말을 하지 못하게 된다. 시공간기능장애는 비교적 초기부 터 나타나며 익숙한 장소에서 길을 잃는 증상을 보인다. 실행증의 경우 오랫동안 사용하 던 일상 도구의 이용이 어려워지고 익숙했던 손동작이 서툴러지게 된다. 전두엽수행기 능장애로 인해 문제 해결 및 추상사고의 어려움, 판단력장애 등이 나타난다. 또한 공격 성, 배회, 부적절한 성 행동(sexual behavior), 소리 지르기, 불면, 과식 등의 이상행동과 불안, 초조, 우울증, 환각, 망상, 무관심, 무감동 등의 심리 증상을 동반한다. 일상생활능 력의 감소로 인해 도구일상생활능력(instrumental ADL)의 장애가 나타나고, 병이 심해지 면서 신체일상생활능력(physical ADL)도 제약을 받는다.

　　뇌 MRI와 PET를 통해 뇌조직의 변화를 확인하여 병의 중증도를 객관적으로 평가하고 질병의 진행 과정을 알 수 있다. MRI를 통해 대뇌피질의 위축, 해마위축 이외에 내측두 엽이나 해마의 용적측정이 정량적으로 측정하여 치매의 진행 정도를 나타내는 생물학적 표지자로 사용한다. 또한 포도당대사를 이용한 FDG-PET의 경우 초기부터 양측 하측두

엽과 두정엽에서 대사가 감소하고, 감소된 대사량의 정도, 임상적인 정도와 관련이 있어 향후 증상의 악화를 예측하는 데 활용된다.

6.1.2.3 파킨슨병(Parkinson's disease)

파킨슨병은 알츠하이머병에 이어 두 번째로 흔한 퇴행뇌질환이다. 안정시떨림(resting tremor), 경축(rigidity), 운동완만(bradykinesia) 및 체위불안정(postural instability) 등을 보이면서, 병리학적으로는 흑질(substantianigra)의 도파민 신경세포 소실과 함께 특징적인 레비소체(Lewy body)가 나타난다. 모든 나이에서 발병할 수 있지만 60세 전후에 가장 많이 발병하고 나이가 들수록 유병률이 꾸준히 증가한다. 남자의 유병률이 여자보다 높으며 발생률도 여자보다 남자가 더 높다. 가족력이 있는 사람의 경우 발생 빈도가 두 배 정도 더 높다.

파킨슨병은 흑질치밀부(substantia nigra pars compacta)에서부터 꼬리핵(caudate nucleus) 및 조가비핵(putamen)으로 도파민을 함유한 축삭을 보내는 흑질줄무늬체 도파민신경세포(nigrostriatal dopaminergic neuron)의 소실이 도파민 부족 현상을 일으켜 생기는 것으로 알려졌다. 현미경 소견으로 레비소체라는 세포질포함체(cytoplasmic inclusion body)가 파킨슨병의 주된 병리 표지자이다.

파킨슨병 환자에서 가장 흔하게 발생하는 이상 운동 중 하나가 떨림(tremor)이다. 환자의 약 70% 이상이 임상 경과 중 떨림을 경험하게 된다. 파킨슨병에서의 떨림은 동작이나 행동을 할 때 나타나는 경우도 많지만 가만히 있을 때 나타나는 경우가 흔하며, 주로 손가락이나 손목 관절 같은 말단 부위에 생기고, 입술, 혀, 다리에 나타나기도 한다. 파킨슨병의 안정 시 떨림은 비대칭적으로 나타나고 낮은 진동수(4~6Hz)로 관찰된다. 또한 동작이 느려지는데 운동을 시작할 때 시간이 오래 걸리거나 운동의 속도를 유지하지 못하고 느려진다. 또한 가면얼굴, 발성과소(hypophonia), 삼킴곤란(dysphagia), 작은글씨증(micrographia), 느린보행 등이 나타나고, 이러한 운동완만 증상들이 병이 진행될수록 독립적인 일상생활에 장애를 일으킨다. 또한 경축(rigidity)외에 체위불안정과 보행장애, 자율신경계 이상, 수면 문제, 정서장애 및 인지기능 저하 그리고 그 밖에 통증과 피로가 있다.

파킨슨병은 대부분 임상적 진찰을 통해 진단하지만 확진은 부검을 통해서만 가능하다. 현재 파킨슨병 임상적 진단척도는 UK Parkinson's Disease Society Brain Bank에서 정한 기준이 사용된다. 파킨슨병의 치료를 위해 최근 전기자극을 통해 운동회로의 기능을 변화시키는 뇌심부자극술(deep brain stimulation)이 개발되었다. 이 방법은 뇌의 특정 표적 부위에 고주파 전기자극을 가하여서 병소를 파괴하는 것과 비슷한 효과를 내는 치료법이다.

6.1.2.4 다발성경화증

다발성경화증은 중추신경계의 염증탈수초질환(inflammatory demyelinating disease)의 대표적인 질환이다. 모든 연령에서 발병하지만 주로 20대에서 40대 사이에 발병하고 10세 이전이나 60세 이후에 생기는 경우는 드물다. 또한 여자의 발병률이 남자에 비해 2배 정도 높다. 다발성경화증의 병터는 중추신경계 어디에서나 발생할 수 있지만 특히 뇌실 주위백질, 시신경 및 시신경 교차(optic chiasm), 척수, 뇌줄기, 소뇌다리(cerebellar peduncle), 그리고 뇌량(corpus callosum) 등에서 주로 발생한다. 병리적 특징으로는 세정맥 주위 (perivenular)의 국소염증과 탈수초 그리고 교증(gliosis)이 있다. 이러한 중추신경계로의 염증세포침윤은 자가면역체계의 이상에 의해 유발되는 것으로 추정되지만 아직까지 정확한 질병의 기전에 대해 밝혀지지 않았다.

다발성경화증은 시간적으로는 재발이 반복되고, 공간적으로는 병터들이 중추신경계에 파종되는 것이 특징이다. 따라서 병터의 위치에 따라 다양한 임상적 증상과 징후가 나타나며 급성 혹은 아급성으로 증상이 나타났다가 서서히 호전된다. 진단을 위한 여러 검사 중 MRI는 다발성 경화증의 병터를 가장 잘 발견할 수 있으며, 병터는 뇌실주위백질 (periventricular white matter)에서 가장 흔하게 나타난다. 또한 혈액뇌장벽의 손상과 질환의 활성도를 간접적으로 측정하는 방법도 있다. 그 외에도 진단을 위해 뇌척수액 검사와 유발전위검사 등이 활용된다.

6.1.2.5 근위축측삭경화증(ALS: Amyotrophic lateral sclerosis)

근위축측삭경화증은 운동신경세포질환의 가장 대표적인 질환이다. 대뇌피질의 상위 운동신경세포와 뇌줄기 및 척수의 하위운동신경세포 모두가 진행성으로 사멸하는 것이 특징이다. 임상적으로는 서서히 진행되는 사지의 위약 및 위축이 초기 증상으로 나타난 후, 결국 호흡근마비로 수년 내에 사망하는 치명적인 질환이다. 상위운동신경세포 (upper motor neuron)가 침범되어 피질연수로와 피질척수로가 점차 결손되면서 뇌줄기, 경부, 흉부, 요천부분절이 담당하는 얼굴, 몸통, 사지에 상위운동신경세포 손상 증상과 징후(상위운동신경세포증후군)가 나타나고, 척수의 각 분절의 전각(anterior horn)에 위치한 하위운동신경세포 손상의 증상과 징후(하위운동신경세포증후군)가 함께 나타난다.

6.1.2.6 샤르코-마리-투스병(CMT: Charcot-Marie-Tooth disease)

샤르코-마리-투스병은 유전운동감각신경병증으로 유전자 돌연변이에 의해서 발생하는 유전성이며 운동신경과 감각신경의 손상을 가진 병을 의미한다. 인구 2,500명당 1명에서 발생하며 희귀질환 가운데 가장 높은 발병 빈도를 가진다. 샤르코-마리-투스병은 특정 유전자의 돌연변이에 의해서 발생하는 것으로 알려져 있으며, 지금까지 약 70여 개의 원인 유전자가 밝혀졌다.

　신경이 손상되는 부위에 따라서 여러 가지 유형으로 나눌 수 있는데, 크게 수초의 손상에 의한 수초탈락 신경병증인 CMT1형과 축삭의 손상에 의한 축삭 신경병증인 CMT2형으로 나뉜다. 또한 샤르코-마리-투스병은 운동신경과 감각신경의 손상에 의한 증상이 나타난다. 운동신경의 손상에 의한 증상으로는 팔과 다리의 근육의 힘이 약해지고, 근육 위축 현상이 발생하게 된다. 특히 손목과 무릎 아래쪽에 있는 근육들이 많이 약해지게 되어 발등이 위로 올라오거나 휘어지기 때문에 걷기 어려워지고, 손으로 하는 작업이 어려워진다. 감각신경 손상의 증상으로는 감각 소실과 이상 감각의 발생이 있다. 감각신경의 장애에 의해 통증, 떨림 혹은 피부궤양 등이 발생할 수도 있다. 환자들의 병적 증상은 증상이 경미하여 일상생활에 장애가 거의 없는 경우부터 휠체어를 타야 하거나 독립적인 일상생활이 불가능한 경우 혹은 사망에 이르는 경우까지 매우 다양하다.

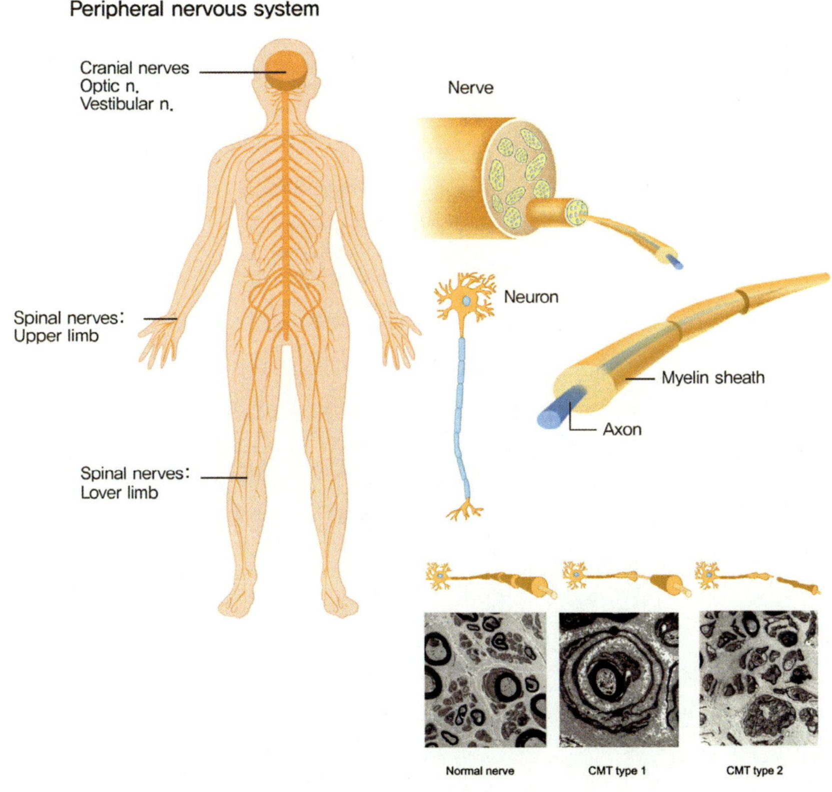

[그림 6-6] 샤르코-마리-투스병

6.2 신경계 관련 의료기기의 이용

6.2.1 치료의료기기

6.2.1.1 대뇌심부자극술(DBS: Deep brain stimulation)

대뇌 심부에 미세전극(microelectrode) 및 전기자극기를 삽입하고, 미세전기생리신호의 기록(microelectrode recording)과 전기자극을 통하여 뇌에 최적의 전기자극을 주어 본태성 진전(essential tremor), 파킨슨병, 근긴장이상증(dystonia) 및 강박증 등 다양한 난치성 신경계 질환 및 정신과 질환에 대해서 시도되고 있는 치료법이다. 하지만 아직까지 뇌심부자극술의 명확한 기전이 밝혀지지 않았다. 지금까지의 다양한 연구 결과를 종합해 보면 뇌심부자극술은 자극이 가해진 뇌심부핵의 출력을 증가시키고, 흥분성과 억제성의 동시 복합적인 효과를 통해 주위 신경섬유를 활성화시켜 기저핵-시상피질 네트워크(basal ganglia-thalamocortical network) 전반을 제어(neuromodulation)하는 것으로 이해되고 있다.

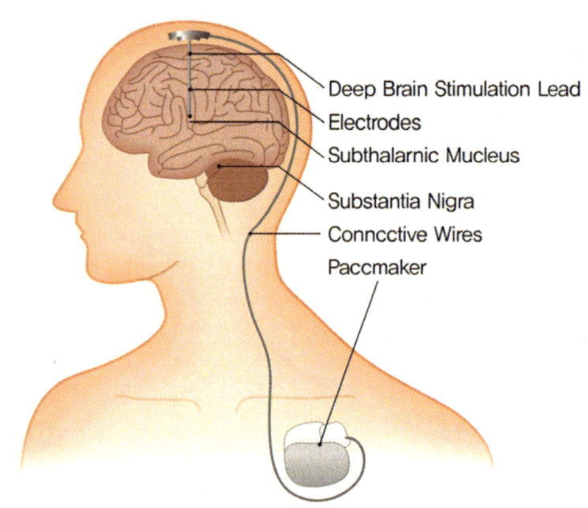

[그림 6-7] 파킨슨병에서 대뇌심부자극술의 예

6.2.2 진단의료기기

6.2.2.1 CT(Computed Tomography)

CT는 X선을 몸 주위로 360° 돌아가면서 투과시킬 때 각 조직의 특성에 따른 투과율의 차이에 의해 발생하는 감쇠(attenuation)를 복셀(voxel) 단위로 계산해서 영상으로 표현한 것이다. 계산된 복셀에서 환산된 하운스필드 단위는 다음과 같으며, 숫자가 클수록 CT에서 하얗게 보인다.

[표 6-2] 인체 조직의 하운스필드 단위

공기	지방	물	골조직	뇌척수액(CSF)	백질	회질	혈액
-1000	-100	0	+1000	15	25-35	35-45	40

최근 개발된 나선 CT(spiral, helical CT)는 모든 단면에 대한 촬영이 가능하고, 매우 빠른 시간에 촬영이 가능하며, CT 혈관조영술(CT angiography, CTA) 또는 관류 CT(perfusion CT) 같은 기능 영상의 획득도 가능하다. 또한 조영제 등을 사용하면 X선의 투과율을 변화시켜 혈관이나 혈류가 풍부한 조직의 조영증강(enhancement)으로 인해 고음영의 영상획득이 가능해진다.

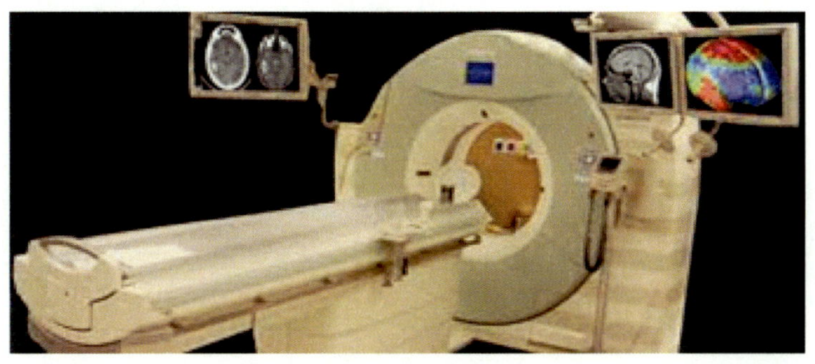

[그림 6-8] CT를 이용한 신경계의 진단

6.2.2.2 MRI(Magnetic Resonance Imaging)

물체를 강한 자장(0.5-3.0Tesla) 안에 놓고 고주파 펄스(radio frequency pulse)를 가하면 (excitation) 원자핵이 공명(resonance)되고, 고주파가 중단되면 이완(relaxation)되면서 원자의 종류에 따라 일정한 에너지를 방출한다. 이를 측정하고 컴퓨터를 이용하여 단층 영상으로 표현한 것이 MRI이다. 이때 자기이완은 두 가지로 진행하는데 하나가 스핀격자이완(spin relaxation)이고, 다른 하나가 스핀스핀이완(spin-spin relaxation)이다. 전자는 자기이완이 자장과 같은 축으로 나타나며 이완 시간(relaxation time)을 시간 상수 T1으로 표현한다. 후자는 자장에 횡축으로 진행되며 분자상호작용에 의한 것을 T2, 분자상호작용 및 공간에 따른 자장의 변화에 의한 것을 T2라고 한다. 이들 시간 상수는 짧게는 수 밀리 초(millisecond)에서 수 초로 물질의 종류와 둘러싸고 있는 물질들에 의해 달라지기 때문에 각 조직마다 고유한 T1, T2 값을 가지고 있다. 에너지 방출에 따른 신호강도(signal intensity)는 양성자농도(proton density), T1 및 T2 이완 시간, 흐름(flow)에 따라 변화되는데, 혈류처럼 빠르게 움직이는 부분은 이러한 에너지를 측정할 수 없어 신호 공백(signal void)으로 나타나게 된다.

MRI는 해상도가 뛰어나고 축상(axial), 관상(coronal), 시상(sagittal) 등 모든 단면으로 촬영이 가능하며 조영제 없이도 혈관 영상을 얻을 수 있는 장점이 있어 뇌경색, 뇌출혈을 비롯한 거의 신경계 질환 전 분야의 진단에 필수 검사가 되었다. 또한 기능적(functional) MRI로 뇌의 구조뿐만 아니라 기능도 연구할 수 있게 되어 인지신경과학(cognitive neuroscience) 분야에도 주요 연구 방법으로 활용되고 있다.

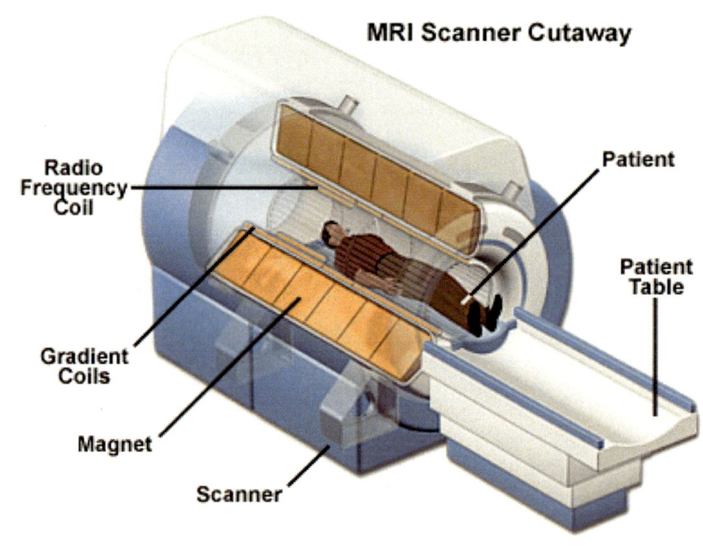

[그림 6-9] MRI 개요도

6.2.2.3 뇌파검사(EEG: Electrocephalogram)

뇌파검사는 대뇌표면 및 두피에 위치한 전극으로부터 기록되는 전기신호로, 대뇌피질의 전기활성의 변화를 시간에 따른 파형으로 나타낸 것이다. 비침습적으로 뇌기능을 측정하는 검사법이며 뇌전증뿐만 아니라 구조이상이 동반되지 않은 다양한 뇌질환이나 상태를 진단을 위해 사용된다.

대뇌표면 및 두피에서 측정되는 뇌파는 대뇌피질의 피라미드세포에서 발생하는 시냅스 전위(synaptic potential)이다. 신경세포의 가지돌기(dendrite)에 있는 시냅스에서 시냅스전(presynaptic) 자극으로 유리된 신경전달물질이 시냅스후(postsynaptic)막의 이온 투과성을 변화시킴으로써 탈분극(depolarization)을 일으켜 흥분시냅스후전위(excitatory postsynaptic potential)를 발생시킨다. 신경세포의 시냅스후전위로부터 기인한 세포외전류는 여러 조직들을 통과하여 측정 전극까지 도달하게 되는데 이를 볼륨전도(volume conduction)라고 한다. 즉, 뇌파는 대뇌피질 피라미드세포의 시냅스후전위에 의해서 주로 발생하며, 이로 인한 세포외전류가 볼륨전도를 통해서 두피에 전해지게 된다. 두피의 두 지점의 전위차를 기록하는 것이 뇌파검사이다.

뇌파는 정신성비뇌전증발작(psychogenic nonepileptic seizure), 일과성허혈발작, 편두통, 사건수면(parasomnia), 실신과 같은 발작성 질환의 감별 진단에 도움이 된다. 또한 수면의 단계 결정 및 수면장애 판정뿐만 아니라 다양한 원인의 뇌병증과 혼수 같은 의식장애에서 뇌기능을 평가하고 원인을 추정하는 데 도움을 줄 수 있으며 뇌사 판정에도 이용된다.

6.2.2.4 신경전도검사(NCS: Nerve conduction study)

신경전도검사는 신경에 전기자극을 주어 운동신경과 감각신경을 통한 활동전위의 전도속도를 측정하고 말초신경의 손상 유무를 진단하는 것이다. 신경전도검사는 운동신경전도검사, 감각신경전도검사 및 혼합신경전도검사가 있다.

운동신경전도검사는 말초신경을 따라 두 군데 이상 초최대자극(supramaximal stimulation)으로 자극하고, 해당 신경이 지배하는 근육의 피부에 부착한 표면전극에서 복합근육활동전위(CMAP: compound muscle action potential)를 기록하는 것이다. 신경의 가장 먼 쪽에서 자극한 다음 반응이 관찰될 때까지의 시간을 말단잠복기(terminal latency)라고 한다. 전도시간(conduction time)은 신경 근위부(proximal)을 자극하고 반응이 나타날 때까지의 잠복기(latency)에서 말단잠복기를 뺀 시간이다.

신경전도속도 검사는 말초신경병의 유무의 진단에 활용된다. 그 주된 병인이 축삭신경병(axonal neuropathy)인지 탈수초신경병(demyelinating neuropathy)인지 구분할 수 있고, 병소가 국소적인지 광범위한지 확인할 수 있다. 축삭신경병에서는 신경전도속도가 비교적 유지되면서 복합근육활동전위, 감각신경활동전위(SNAP: sensory nerve action potential)의 진폭이 감소하는 것이 특징인 반면, 탈수초신경병증에서는 신경전도속도가 감소하고, 전도차단(conduction block), 시간분산(tempioral dispersion) 및 잠복기의 지연이 나타나는 것이 특징이다.

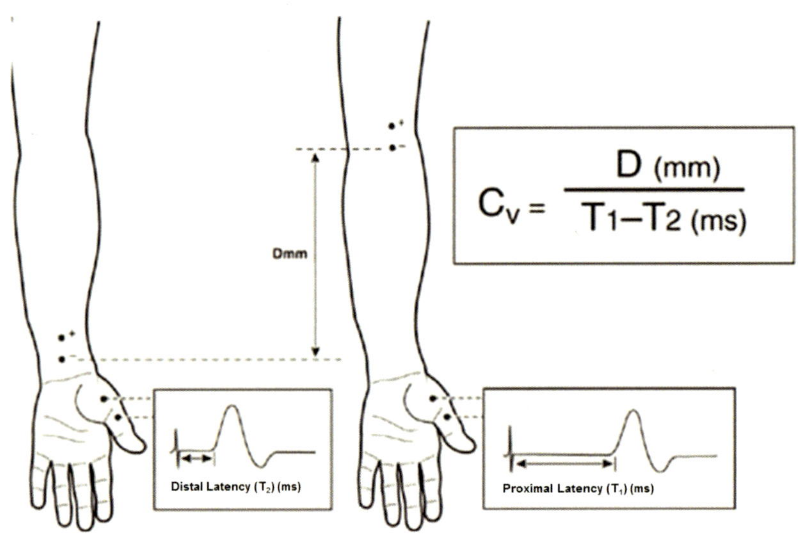

$$C_v = \frac{D \text{ (mm)}}{T_1 - T_2 \text{ (ms)}}$$

[그림 6-10] 정중신경에서 신경전도속도의 계산

6.3 ▸ Summary

- 신경계의 해부학/생리학

신경계는 인체의 내부와 외부에 대한 정보를 받아들이고 분석하고 전달하는 기능을 수행하며 인체의 생명 조건을 유지하는 중요한 기능을 하는 기관이다. 신경계는 크게 뇌와 척수로 구성되는 중추신경계와 뇌신경과 척수신경으로 구성되는 말초신경계로 나뉜다. 또는 기능적으로 구심성(afferent) 신경계인 감각신경과 원심성(efferent) 신경계인 운동신경으로 분류할 수 있다. 대표적인 신경계 질환으로는 뇌졸중, 치매, 파킨슨 병, 다발성경화증, 근위축측삭경화증, 샤르코-마리-투스병 등이 있다.

- 신경계 관련 의료기기

1. 뇌심부자극술

신경계 질환의 치료를 위한 대표적인 의료기기로는 뇌심부자극술이 있다. 뇌심부자극술은 대뇌 심부에 미세전극(microelectrode) 및 전기자극기를 삽입하고, 미세전기생리신호의 기록(microelectrode recording)과 전기자극을 통하여 뇌에 최적의 전기자극을 주어 본태성 진전(essential tremor), 파킨슨병, 근긴장이상증(dystonia) 및 강박증 등 다양한 난치성 신경계 질환 및 정신과 질환에 대해서 시도되고 있는 치료법이다.

2. CT

X선을 몸 주위로 360° 돌아가면서 투과시킬 때 각 조직의 특성에 따른 투과율의 차이에 의해 발생하는 감쇠(attenuation)를 복셀(voxel) 단위로 계산해서 영상으로 표현하는 것이다.

3. MRI

물체를 강한 자장(0.5-3Tesla) 안에 놓고 고주파 펄스(radio frequency pulse)를 가하면(excitation) 원자핵이 공명(resonance)되고, 고주파가 중단되면 이완(relaxation)되면서 원자의 종류에 따라 일정한 에너지를 방출한다. 이를 측정하고 컴퓨터를 이용하여 단층영상으로 표현한 것이 MRI이다. MRI는 해상도가 뛰어나고 축상(axial), 관상(coronal), 시상(sagittal) 등 모든 단면으로 촬영이 가능하며 조영제 없이도 혈관영상을 얻을 수 있는 장점이 있어 뇌경색, 뇌출혈을 비롯한 거의 신경계 질환 전 분야의 진단에 필수 검사로 활용되고 있다.

4. 신경전도검사

신경전도검사는 신경에 전기자극을 주어 운동신경과 감각신경을 통한 활동전위의 전도속도를 측정하고 말초신경의 손상 유무를 진단하는 것이다. 말초신경을 따라 두 군데 이상 초최대자극(supramaximal stimulation)으로 자극하고, 해당 신경이 지배하는 근육의 피부에 부착한 표면전극에서 복합근육활동전위 또는 감각신경활동전위를 기록하는 것이다. 신경전도속도 검사는 말초신경병의 진단에서 그 주된 병인이 축삭신경병인지 탈수초신경병인지 구분할 수 있고, 병소가 국소적인지 광범위한지 확인할 수 있다.

6.4 Reference

김우겸, 1979. 인체의 생리. 서울대학교출판부, 서울.

한국해부생리학교수협의회, 2005. 생리학. 4판. 청담미디어, 서울.

박성호, 송홍기, 조상걸 외, 2012. 신경학. 2판. 범문에듀케이션, 서울.

백상호, 1983. 기초 인체해부학, 대한간호협회, 서울

안희경, 1997. 인체해부학. 고문사, 서울.

윤가현, 권석만, 김문수, 남기덕, 도경수 외, 2012. 심리학의 이해. 제4판. 학지사, 서울.

이광우, 선우일남, 2009. 임상근전도학, 범한서적주식회사, 서울.

황재하, 백선하, 전범석, 2013, 뇌심부자극술: 기전, 수술방법, 임상 적응증. J. Korean. Med. Assoc.

Clark Jr. J.W., Neuman M.R., Olson W.H., Peura R.A., Primiano Jr. F.P., Siedband M.P., Webster J.G., Wheeler L.A., 1998. Medical Instrumentation application and design. third ed. John Willey & Sons, Inc., New York.

Dillon WP, 2008. Neuroimaging in neurologic disorders. In: Harison's Principle of Internal Medicine 17ed., McGraw-Hill., New York.

신장 및 의료기기의 이해

7.1 ▶ 신장의 이해

7.1.1 신장의 기능과 해부학/생리학적 이해

신장(콩팥, kidney)은 여러 가지 기능을 수행하는 주요 장기로 가장 중요한 기능은 체내를 순환한 혈액을 여과하여 노폐물과 잉여의 수분을 소변(urine)으로 만들어 배출시킴으로써 신체의 항상성을 유지하는 것이다. 체내에서 생성되는 대표적인 노폐물은 혈중요소질소(BUN: blood urea nitrogen)과 크레아티닌(creatinine)인데, 신장의 여과 기능에 이상이 생기면 체내 혈중요소질소와 크레아티닌의 농도가 상승하게 된다. 여러 가지 대사 노폐물과 약물도 신장을 통해 제거된다. 신장은 그 밖에도 여러 가지 기능을 수행하는데, 혈압을 적절하게 유지하고 체내 전해질 및 산염기를 일정하게 유지하며 수분 대사를 조절해 체내 항상성을 유지한다. 또한 비타민 D(vitamin D)의 최종 활성화가 신장에서 일어나므로 신장은 뼈를 건강하게 유지하는 데에도 관여하며, 조혈 호르몬인 에리트로포이에틴(erythropoietin)이 신장에서 만들어지므로 신장은 적혈구의 적절한 생성을 가능하게 하여 빈혈이 발생하지 않도록 하는 역할도 수행한다. 신장에서는 인슐린, 글루카곤, 부갑상선 호르몬, 칼시토닌 등 여러 호르몬이 분해되거나 대사되기도 한다.

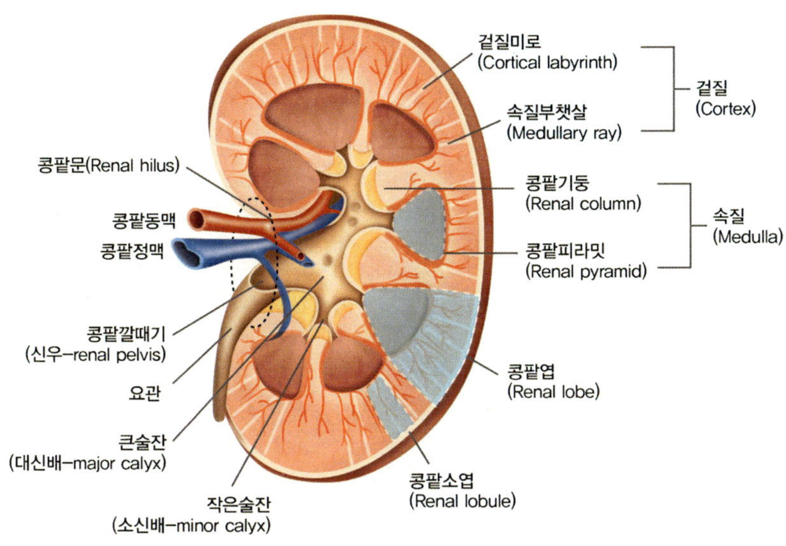

[그림 7-1] 신장의 내부 구조(출처: 임상신장학)

신장은 복막뒤장기이며 열한 번째 등뼈(T11)에서 셋째 허리뼈(L3) 사이에 위치한다. 신장은 길이가 11~12㎝, 폭이 5~6㎝, 두께가 2.5~3㎝인 강낭콩 모양의 실질기관으로, 무게는 성인 남자 125~170g, 성인 여자 115~155g이다. 신장 안쪽 모서리 가운데에 있는 오목한 부분을 신문(renal hilum)이라고 하며, 이 부분을 통하여 신우(renal pelvis), 신장 동맥과 정맥, 림프관 및 신경이 신장 내부로 들어간다. 신장의 표면은 섬유피막(fibrous capsule)이 얇게 싸고 있고, 신장의 실질(parenchyma)은 피질(걸질, cortex)과 수질(속질, medulla)로 이루어져 있다. 요관(ureter)은 신우와 방광 사이를 연결하는 통로로 신장에서 생성된 소변을 방광으로 운반한다.

각 신장은 약 100만 개의 신원(nephron)이라는 기본 구조로 이루어지며 하나의 신원은 '사구체(glomerulus)'라고 불리는 미세한 모세혈관 덩어리와 '신세관(또는 세뇨관, renal tubule)'으로 구성된다. 혈액의 여과가 시작되는 사구체는 피질에 존재한다. 신동맥을 통해 신장으로 들어가는 혈액은 분당 약 1,200ml로 심박출량의 약 20~25%에 해당할 만큼 많은 양이다.

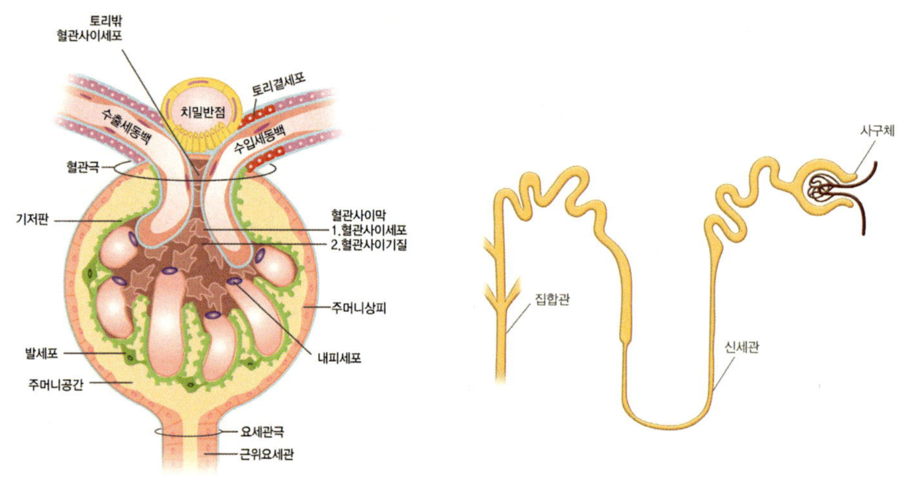

[그림 7-2] 사구체의 구조(출처: 임상신장학)　　　[그림 7-3] 신원의 구성

혈액이 흘러 사구체로 들어가게 되면 압력에 의해 혈액의 여과가 일어난다. 여과된 세관액(원뇨)은 신세관을 따라 흐르면서 체내에 필요한 여러 용질과 수분이 재흡수되고, 더 배설해야 할 노폐물이나 산, 약물 대사산물 등은 분비되어 최종적으로 소변이 생성된다. 신장은 24시간 동안 약 200L의 혈장을 여과하는데, 이 양을 '사구체 여과율(GFR: glomerular filtration rate)'이라고 하며 신장 기능의 척도가 된다. 걸러진 세관액은 신세관을 따라 흐르면서 99% 이상의 수분과 각종 전해질 및 염기가 재흡수되고, 평균 약 2L 정도가 소변으로 배설된다.

사구체 여과율은 단위 시간당 사구체를 통해 여과되는 혈장의 양으로 사구체 여과율이 감소하는 것은 신장 기능이 저하되는 것을 의미한다.

7.1.2 신질환의 진단과 치료

신질환은 다음과 같이 열 가지 주요 신질환의 범주로 나눌 수 있으며, 각각의 범주에는 다시 여러 가지 질환이 포함된다.

① 신염: Nephritic syndrome(acute nephritis)

② 신증후군: Nephrotic syndrome

③ 무증상성 요검사 이상: Asymptomatic urinary abnormality(AUA)

④ 급성 신손상: Acute kidney injury(AKI, acute renal failure or ARF)

⑤ 만성 신질환: Chronic kidney disease(CKD, chronic renal failure or CRF)

⑥ 요로 감염: Urinary tract infection

⑦ 요로 폐색: Urinary tract obstruction

⑧ 신세관 질환: Renal tubular defect(defects of renal transporters)

⑨ 고혈압: Hypertension

⑩ 신장 및 요로 결석: Nephrolithiasis

신질환은 종류에 따라 여러 가지 다양한 증상과 징후를 보일 수 있는데, 사구체에 질환이 발생하는 신염과 신증후군 및 무증상성 요검사 이상일 경우에는 부종이나 혈뇨 및 단백뇨 등이 발생한다. 급성 신손상이나 만성 신질환에서는 궁극적으로 사구체 여과율이 감소하여 노폐물 체내 농도가 상승하게 된다.

신질환을 진단하는 데에는 혈압 측정과 함요 부종(pitting edema) 확인을 포함한 필수적인 신체 검진과 함께 크게 세 가지 범주의 검사 방법이 사용되는데, 소변 검사와 신기능 검사, 영상의학적 검사, 핵의학적 검사가 이에 해당된다.

소변 검사에는 요시험지봉 검사(urine dipstick test) 및 현미경 검사(urine microscopic examination)와 요 배양 검사(urine culture), 요 단백질-크레아티닌 비율(urine protein to creatinine ratio)과 요 알부민-크레아티닌 비율(urine albumin to creatinine ratio)을 측정하는 단백뇨 정량 검사 등이 있다.

사구체는 미세한 체와 같은 역할을 수행하므로 사구체에 질환이 발생하면 정상적인 상태에서는 여과되지 않는 다량의 적혈구와 단백질이 여과되어 혈뇨나 단백뇨가 발생하게 된다. 요시험지봉 검사는 혈뇨와 단백뇨에 대한 선별 검사이고 요 현미경 검사와 단백뇨 정량 검사는 확진 검사이다.

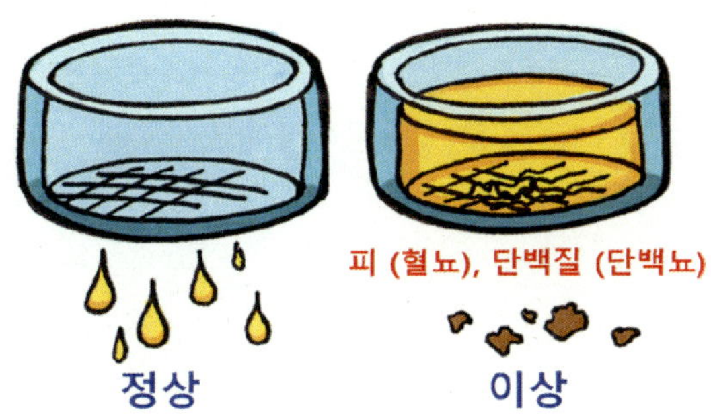

[그림 7-4] 혈뇨와 단백뇨(출처: 대한신장학회)

신기능 검사는 혈청 크레아티닌 수치를 측정하여 사구체 여과율을 다음과 같은 공식으로 추정하거나, 24시간 소변을 수집하여 크레아티닌의 청소율을 직접 구하는 방식으로 이루어진다.

● Cockcroft and Gault 공식

$$\text{CCr (mL/min)} = (140 - \text{연령}) \times \text{체중(kg)}/72 \times \text{Scr (mg/dL)}$$
(여자인 경우 × 0.85)

● MDRD(modification of diet in renal disease) 공식

$$\text{GFR (mL/min/1.73 m}^2) = 175 \times (\text{Scr})^{-1.154} \times (\text{연령})^{-0.203} \times 0.742$$
(여자인 경우) × 1.21(흑인인 경우)

● CKD-EPI(chronic kidney disease epidemiology collaboration) 공식

$$\text{GFR (mL/min/1.73 m}^2) = 141 \times \min(\text{Scr}/\kappa, 1)^{\alpha} \times \max(\text{Scr}/\kappa, 1)^{-1.209} \times 0.993^{\text{연령}} \times 1.018 \text{ (여자인 경우)} \times 1.159 \text{ (흑인인 경우)}$$

κ: 0.7(여자)
κ: 0.9(남자)
α: −0.329(여자)
α: −0.411(남자)
min: Scr/κ 혹은 1중 더 작은 수
max: Scr/κ 혹은 1중 더 큰 수
Scr: 혈청 크레아티닌(mg/dL)

[그림 7-5] 사구체 여과율 추정 공식(출처: 임상신장학)

신질환의 진단에 이용되는 영상의학적 검사에는 단순촬영(KUB: kidney & ureter & bladder X-ray)과 경정맥 요로조영술(IVU: intravenous urography), 역행성 신우조영술(RGP: retrograde pyelography), 선행성 신우조영술(AGP: antegrade pyelography), 초음파 검사(ultrasonography), 컴퓨터단층촬영술(CT: computed tomography), 자기공명영상(MRI: magnetic resonance imaging) 등이 있다.

신질환의 진단에 이용되는 핵의학적 검사에는 사구체 여과율이나 유효신혈장유량 등을 측정하는 동적 신장스캔(dynamic renal scan), 요로계의 폐쇄가 의심될 때 시행하는 이뇨 신장스캔(diuresis renal scan), 신혈관성 고혈압을 진단하는 데 사용하는 앤지오텐신 전환효소억제제 신장스캔(angiotensin converting enzyme inhibitor renal scan), 신장의 피질에 결합하여 손상 부위를 찾아내는 신장피질스캔(99mTc-DMSA renal scan) 등이 있다.

여러 가지 신질환 중에서 신장 기능이 악화되어 체내 노폐물 수치가 상승하는 급성 신손상과 만성 신질환은 상태가 악화될 경우 투석(dialysis)과 같은 신대체요법(RRT: renal replacement therapy) 치료가 필요하므로 특히 더 중요한 범주라고 할 수 있겠다.

7.1.2.1 급성 신손상

급성 신손상(AKI: Acute Kidney Injury)은 수일에서 수 주에 걸쳐 신기능의 급격한 저하로 노폐물이 체내에 저류되고 수분과 전해질의 균형이 저해되어 세포외 수분용적과 전해질 및 산 염기 평형 등의 장애가 일어나는 상태를 일컫는다. 급성 신손상은 발생 원인에 따라 신전성(pre-renal), 신성(intrinsic renal), 신후성(post-renal)로 구분된다. 급성 신손상의 단계를 정의한 몇 가지 진단 지침이 있는데, 공통적으로 고려되는 주요 진단 기준은 체내 주요 노폐물인 혈청 크레아티닌의 상승 정도와 소변량의 감소 정도이다.

RIFLE	사구체여과율 지표(GFR criteria)	뇨량지표(urine output criteria)
Risk	SCr>1.5×기저치 혹은 ▵GFR>25%감소	UO<0.5 mL/kg/hr(6시간)
Injury	SCr>2.0×기저치 혹은 ▵GFR>50%감소	UO<0.5 mL/kg/hr(12시간)
Failure	SCr>3.0 x 기저치 혹은 ▵GFR>75%감소	UO<0.3 mL/kg/hr(24시간) 혹은 12시간의 무뇨증
Loss	지속적인 급성 신부전 또는 신기능의 완전소실이 4주 이상 지속	
ESRD	말기 신장병이 3개월 이상 지속	

AKIN 분류 stage	SCr 지표	뇨량 지표
1	SCr≥ 0.3 mg/dL 혹은 SCr이 기저치의 1.5~2.0배로 증가	6시간동안 뇨량이 0.5 mL/kg/hr이하
2	SCr이 기저치의 2.0~3.0배로 증가	12시간동안 뇨량이 0.5 mL/kg/hr이하
3	SCr이 기저치의 3.0배이상 증가하거나 0.5 mg/dL이상 급격히 증가하여 4.0 mg/dL 이상이 된 경우 또는 신대치요법을 요하는 경우	뇨량이 24시간 이상 0.3 ml/kg/hr 이하 혹은 12시간 이상 무뇨증

[그림 7-6] 급성 신손상을 진단하기 위한 RIFLE 및 AKIN criteria(출처: 임상신장학)

급성 신손상이 진행되면 심혈관계(순환기계 울혈, 고혈압, 부정맥, 심낭염 등), 호흡기계(폐부종 및 폐출혈 등), 소화기계(식욕부진, 오심, 구토, 장 마비, 위장관 출혈 등) 증상 및 징후가 나타나고, 심하면 신경학적 합병증(의식 혼탁, 기민, 진전, 경련 등)이 발생한다. 감염은 급성 신손상 환자들에서 가장 흔한 주요 사망 원인이다.

급성 신손상의 치료는 크게 보존요법과 투석치료로 나뉘며, 보존요법에는 수분 및 전해질/산염기 대사 장애의 교정과 체액 상태를 고려한 적절한 수액 요법 및 이뇨제 투여, 신독성 약제의 중단 또는 감량 등이 포함된다.

급성 신손상으로 인한 투석 치료의 적응증은 (1) 오심, 구토, 식욕 감소 등과 같은 요독 증상이 있거나 (2) 신경학적 합병증 또는 요독성 심낭염이 발생한 경우, (3) 이뇨제 투여로 호전되지 않는 폐부종이 발생한 경우, (4) 대증요법으로 조절되지 않는 고칼륨혈증, (5) 핍뇨 혹은 무뇨 환자에서 대사산증이 심해지는 경우 등이다.

급성 신손상 환자에서 주로 시행되는 투석요법은 혈액투석(hemodialysis)과 지속적 신대체요법(CRRT: continuous renal replacement therapy)이다. 복막투석(peritoneal dialysis)은 과거에 혈역학적으로 불안정한 급성 신손상 환자들에서 사용되었던 투석요법이지만, 수분과 노폐물이 느리게 제거되고 복막투석 도관을 복강에 삽입하여야 하므로, 성인 급성 신손상 환자에서는 거의 쓰이지 않고 체구가 작은 소아 또는 영아 급성 신손상 환자에서 제한적으로 쓰이고 있다.

7.1.2.2 만성 신질환

만성 신질환은 신장의 기능 또는 구조적인 이상이 3개월 이상 지속되어 건강에 이상을 미치는 상태로, KDIGO(Kidney Disease Improving Global Outcomes) 2012 지침에서는 다음과 같은 만성 신질환의 진단 기준 가운데 어느 하나가 3개월 이상 지속되는 경우를 만성 신질환으로 제시하였다.

[표 7-1] 만성 신질환의 진단 기준

신장 손상의 표지자 (1개 이상)	알부민뇨(24시간 요 알부민-크레아티닌 비율≥30㎎, 일회뇨 알부민-크레아티닌 비율≥30㎍/㎎)
	소변 침사 이상 소견
	신세관 이상으로 인한 전해질 또는 산염기 대사 등의 이상
	조직학적인 이상 소견
	영상학적인 구조적 이상
	신장 이식의 과거력
사구체 여과율의 감소	사구체 여과율<60㎖/min/1.73㎡

만성 신질환의 주요 세 가지 원인 질환은 당뇨병과 고혈압 및 사구체 질환이다.

만성 신질환은 사구체 여과율에 따라 다음과 같이 5단계로 구분된다.

[표 7-2] K/DOQI(Kidney Disease Outcomes Quality Initiative) 지침에 따른 만성 신질환의 단계

기(stage)	사구체 여과율(ml/min/1.73㎡)	설명
1	≥90	정상 또는 증가된 사구체 여과율을 동반한 신장 손상
2	60-89	경미한 사구체 여과율 감소를 동반한 신장 손상
3	30-59	중등도의 사구체 여과율 감소
4	15-29	심한 사구체 여과율 감소
5	<15 또는 투석하는 상태	신장 기능 상실

만성 신질환이 발생하더라도 초기에는 소변 검사 이상 또는 무증상의 사구체 여과율 감소만 나타나고 특이 증상이 없는 경우가 대부분이다. 만성 신질환이 진행된 경우에도 부종이나 거품뇨, 야뇨, 반복되는 두통 또는 혈압 상승, 피로감, 전신 소양감, 식욕 감소 및 오심/구토, 피부색 변화, 쥐가 자주 나는 등의 비특이적인 증상이 주로 나타난다. 만성 신질환이 진행될수록 수분 및 전해질/산염기 대사의 전반적인 이상과 고혈압 및 동맥경화증, 심막염과 같은 여러 가지 심혈관계 합병증, 빈혈 및 혈액 응고 기능 장애, 대사성 뼈 질환, 영양 불균형, 신경병증 및 요독성 뇌병증, 내분비계 및 성기능 장애 등 체내 주요 장기의 전반에 걸쳐 심각한 합병증이 발생한다.

만성 신질환의 치료는 원인 질환과 병기에 따라 달라지며, 원인 질환에 대한 특이 치료 및 동반 질환 또는 합병증에 대한 치료, 악화 위험 인자를 줄이는 치료 등으로 구성 된다. 만성 신질환이 진행하여 말기 신부전(ESRD: end-stage renal disease)에 도달하면 신대체요법(RRT: renal replacement therapy) 치료가 필요한데, 신대체요법은 크게 신장 이식 (kidney transplantation)과 투석요법(dialysis)로 나뉜다. 투석요법에는 혈액투석(hemodialysis) 과 복막투석(peritoneal dialysis)이 있으며 두 가지 투석 모두에 정교한 의료 기기가 사용 된다.

7.2 신질환 관련 의료기기의 이용

7.2.1 초음파

7.2.1.1 신장 초음파

탐촉자(probe)에서 발생한 약 2~10㎒의 초음파(ultrasonography)는 인체를 통과하면서 다양한 정도로 반사 혹은 흡수되는데 이를 이용하며 영상을 얻는 검사이다. 초음파는

체지방 및 공기를 투과하기 힘들기 때문에 비만하거나 장내 가스가 많은 환자에서는 양질의 영상을 얻을 수 없는 제한점이 있지만, 신장은 보통 후측벽을 통하여 검사하므로 다른 장기에 비해 상대적으로 제한이 적어서 신장 초음파 검사는 신질환에 대한 선별 검사로 널리 사용되고 있다. 특히 조영제를 사용하지 않아도 되기 때문에 신기능이 저하된 환자에게도 시행할 수 있다는 점이 중요한 장점이며, 최근 도입된 초음파 조영제는 컴퓨터 단층촬영의 조영제와 달리 신독성이 없는 것으로 알려져 있다.

신장 초음파를 이용하여 신장의 크기와 실질 음영(cortical echogenicity) 등을 확인할 수 있고, 수신증(hydronephrosis) 및 신장 결석(renal stone)과 신종괴(renal mass) 등에 대한 선별 검사를 시행할 수 있다. 또한 사구체 질환이나 신종괴를 확진하기 위해 조직 검사를 시행할 때 신장 초음파가 절대적으로 필요하다. 사구체 질환에 대한 신장 조직 검사는 다음과 같이 주로 왼쪽 신장을 초음파로 보면서 실시간 영상을 확인하며 이루어진다.

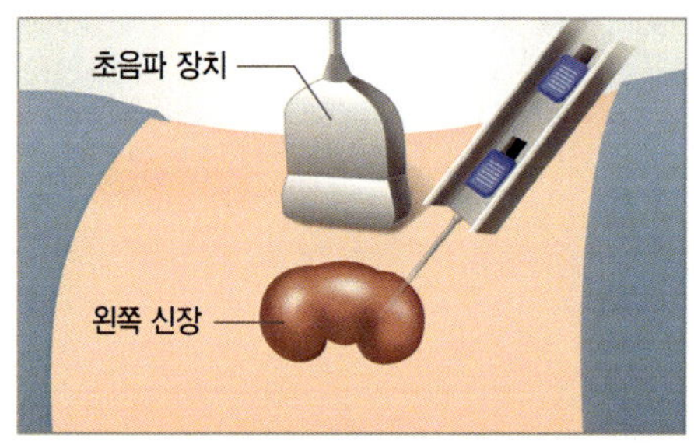

[그림 7-7] 초음파 유도하에 이루어지는 신장 조직 검사

7.2.1.2 혈관 초음파

도플러 초음파 검사(doppler ultrasonography)는 혈관 내 혈류의 움직임으로 인해 변화되는 초음파의 주파수 변위(frequency shift)를 감지하여 혈류의 양, 방향, 속도, 파형 등을 확인하는 검사 방법이다. 도플러 초음파를 이용한 혈관 초음파는 신동맥 협착증(renal artery stenosis) 및 신정맥 혈전증(renal vein thrombosis) 등의 신혈관 질환과 혈액투석 환자들의 투석 통로인 동정맥루(AVF: arteriovenous fistula)의 수술 전 평가 및 수술 후 기능 이상을 진단하는 데에 매우 유용하게 쓰인다. 최근에는 초음파 조영제를 사용한 조영 증강 초음파(contrast enhanced kidney ultrasonography)가 도입되어 신동맥 협착증에 진단에 이용되고 있다.

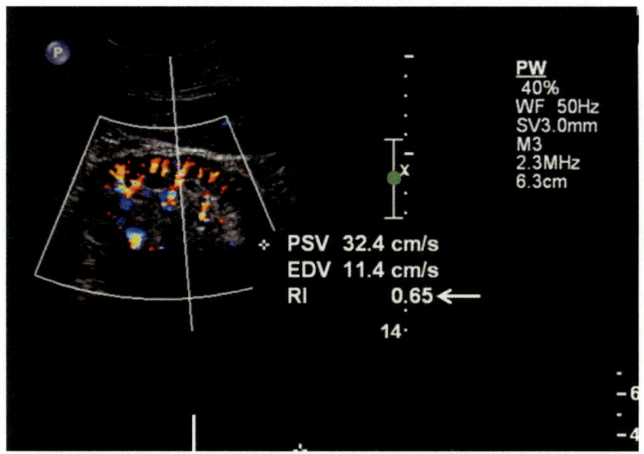

[그림 7-8] 정상 신장의 도플러 초음파 소견(출처: 임상신장학)

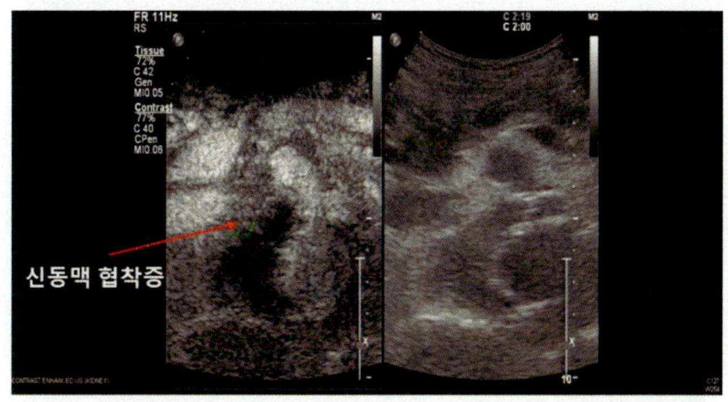

[그림 7-9] 신동맥 협착증의 조영 증강 초음파 소견(출처: 삼성서
울병원 영상의학과)

7.2.2 혈액투석

7.2.2.1 혈액투석의 원리

투석으로 체내 노폐물과 잉여의 수분이 제거되는 원리는 확산(diffusion)과 대류(convection)
및 한외여과(ultrafiltration)이다. 확산은 반투과성막(semipermeable membrane)을 경계로
분자량이 작은 용질이 농도차에 의해 이동하는 현상이고, 대류는 용질을 포함한 일정
용적의 수분이 반투과성막을 직접 통과하여 이동하는 현상으로 분자량이 상대적으로 더
큰 중분자 노폐물까지 이동시킨다. 확산 및 대류의 효율은 반투과성막의 특성에 의해
결정된다. 한외여과는 반투과성막에 압력(정수압)을 걸어서 체액을 이동시키는 것이다.
원래 혈액투석(hemodialysis)은 투석기(dialyzer 또는 filter)를 사용하여 혈액을 체외 순환시키면서 주로 확산(diffusion)과 한외여과(ultrafiltration)에 의해 노폐물과 수분을 제거하였는데, 대류에 의한 hemofiltration도 가능한 혈액투석기가 개발되었다.

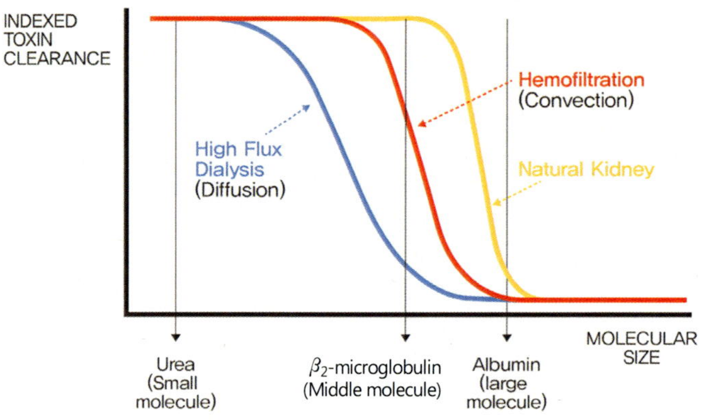

[그림 7-10] 확산과 대류에 의한 노폐물 청소율의 차이

7.2.2.2 혈액 투석의 실제

혈액투석의 개요는 다음과 같다.

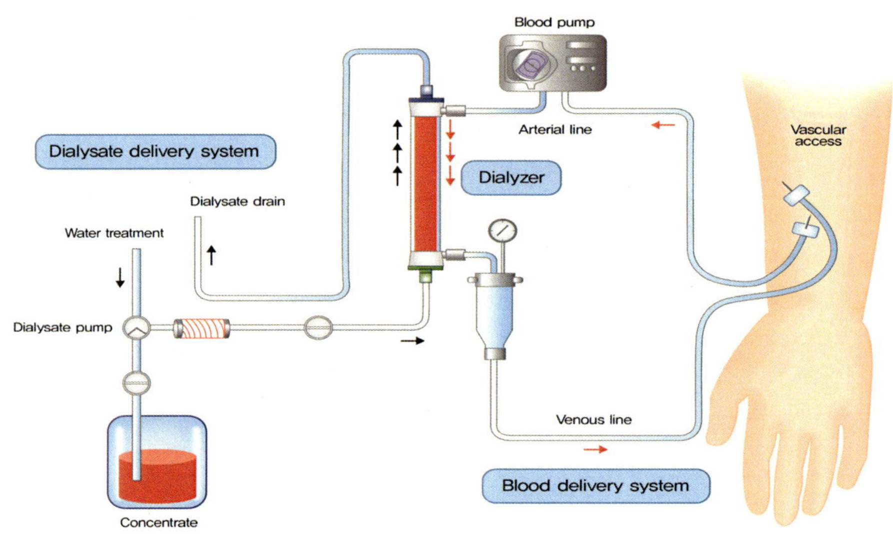

[그림 7-11] 혈액투석의 개요(출처: 임상신장학)

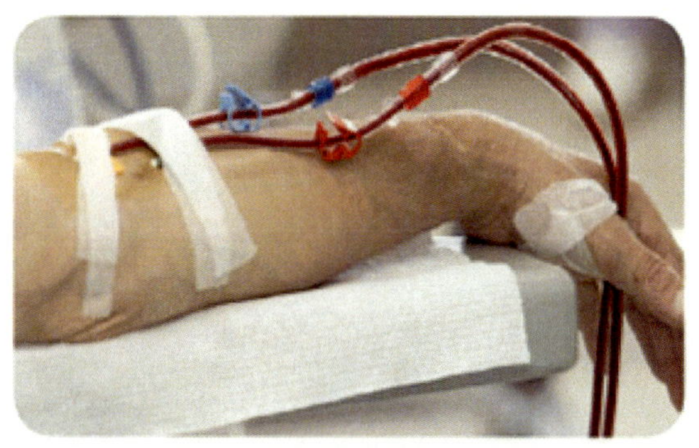

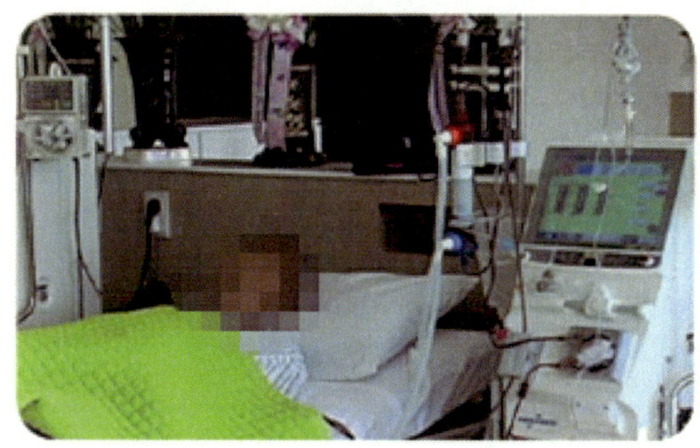

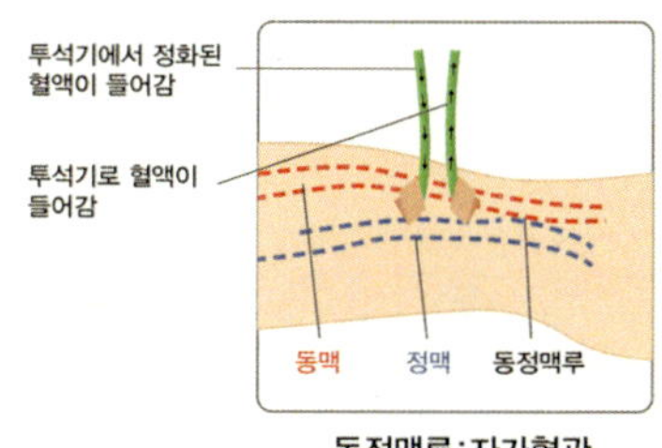

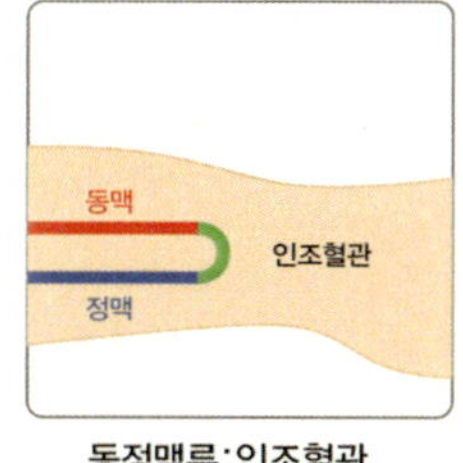

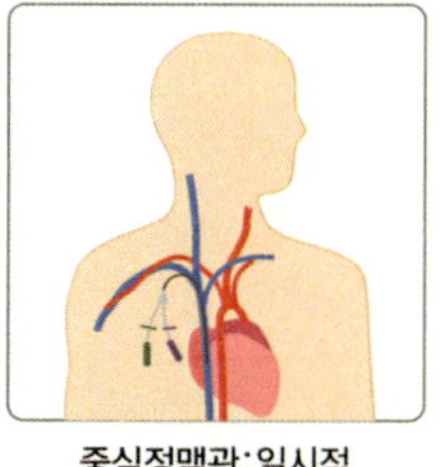

[그림 7-12] 혈액투석의 실제와 혈관 통로

혈액투석을 효율적으로 시행하기 위해서는 분당 적어도 $200ml$ 의 혈액이 투석기로 안정적으로 공급되어야 하는데, 이를 위해 동정맥루를 만들거나 중심정맥관을 삽입하여야 한다.

혈액투석기는 다음과 같이 혈액 펌프와 항응고제 펌프 및 투석기, 체외 순환 회로(circuit), 공기 감지기 등으로 구성되며 환자의 여러 가지 상태를 정밀하게 감지하여 나타내 준다.

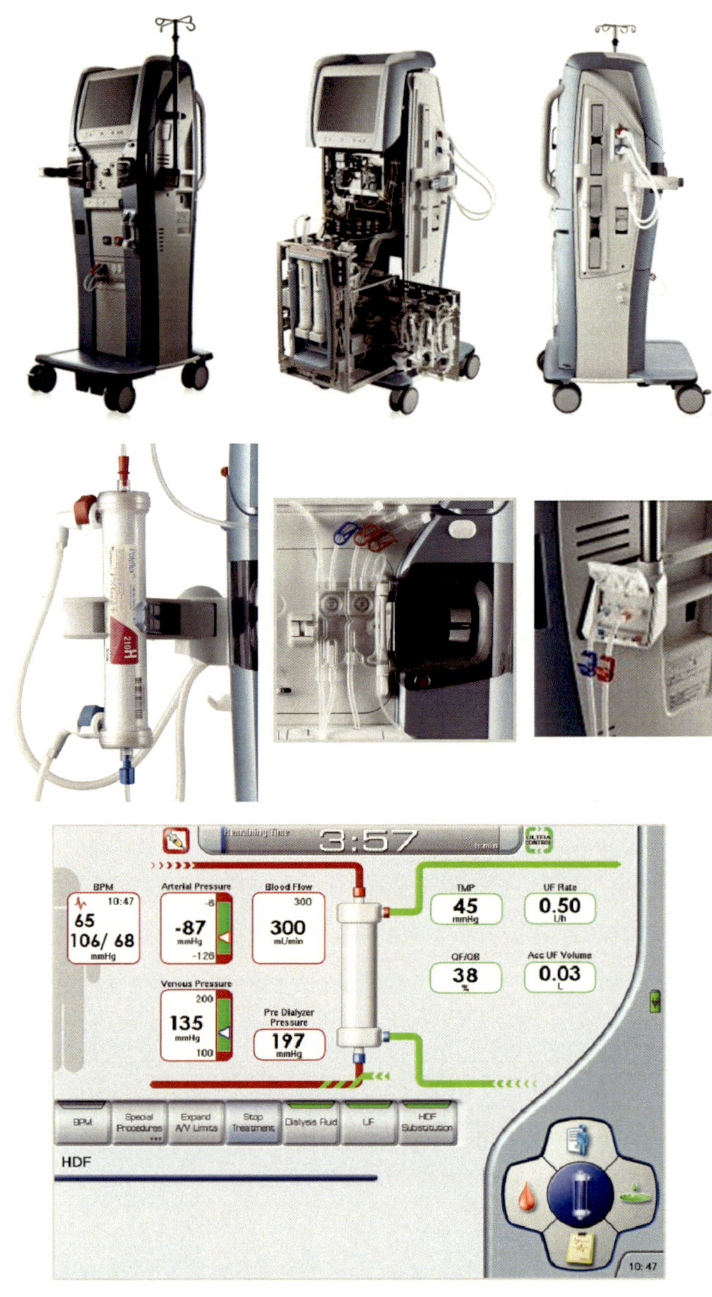

[그림 7-13] 혈액투석 기계

혈액투석기에 사용되는 반투과성막은 생체 적합성이 우수하고 응고 작용을 최소화하며 내독소 침착 기능을 강화시키는 방향으로 발전해왔다. 이 세 가지 요소를 극대화하는 것이 반투과성막의 이상적인 특징이기도 하다.

7.2.3 복막투석

7.2.3.1 복막투석의 원리

복막투석(peritoneal dialysis)은 복막도관(peritoneal catheter)이라고 불리는 가늘고 부드러운 관을 복강에 거치하고 복막투석액(peritosol)을 주입, 복막(peritoneal membrane)이 반투과막 역할을 하게 함으로써 복막을 통해 노폐물과 잉여의 수분이 복막투석액으로 빠지게 해 이것을 복막도관으로 배액하면서 이루어진다.

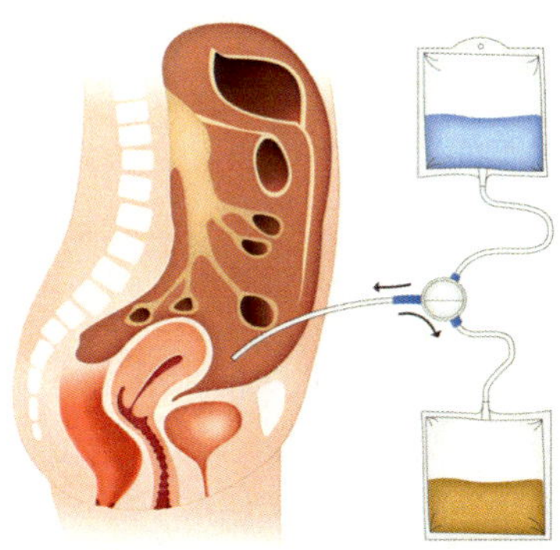

[그림 7-14] 복막투석의 모식도

복막투석에서는 다음과 같이 복막의 혈관내피세포와 복막중피세포 사이 틈을 통해 농도차에 의한 확산으로 노폐물이 빠지고, 복막투석액에 존재하는 1.5~4.25%의 고농도 포도당이나 다당류(icodextrin)에 의한 삼투압차에 의해 한외여과가 일어나면서 수분의 제거가 이루어진다. 한외여과 시에는 일부 대류 작용도 함께 일어나서 노폐물이 더 제거된다.

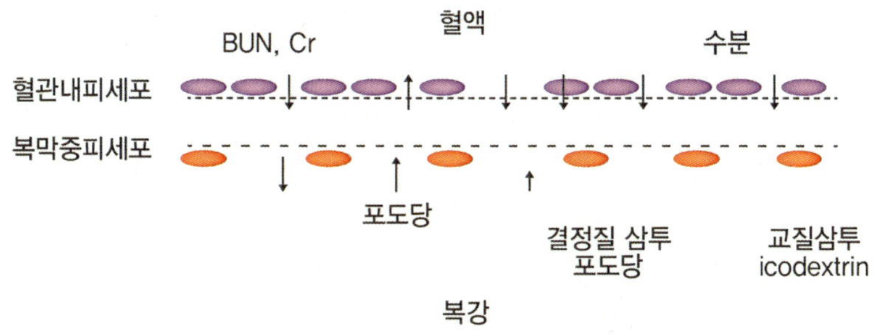

[그림 7-15] 복막투석의 원리

7.2.3.2 복막 투석의 종류와 자동 복막투석

복막투석은 다음과 같이 복강 내에 저류시켰던 투석액을 배액하고 새로운 투석액을 주입한 후 일정 시간 동안 저류시키면서 이루어진다.

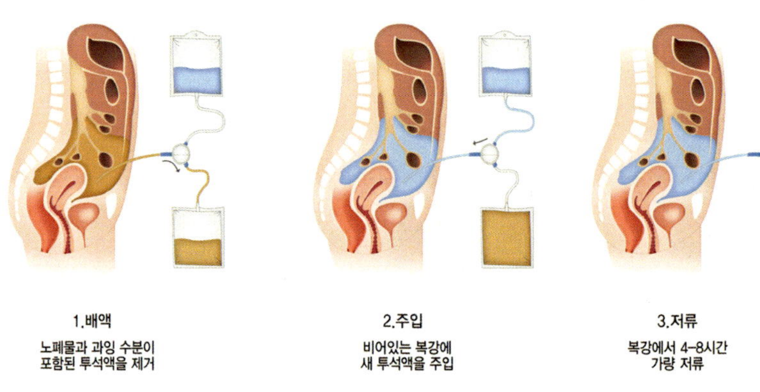

[그림 7-16] 복막투석의 과정

복막투석의 종류는 복막 내 투석액의 저류 시간과 자동 복막투석 기계의 사용 여부에 따라 크게 두 가지로 나뉜다.

1) 지속적 외래 복막투석(CAPD: Continuous ambulatory peritoneal dialysis)

CAPD에서는 하루 3~4차례 1.5~2.5L의 투석액을 교환하는데, 투석액의 교환은 낮에 환자가 수기로 직접 수행한다. 야간에는 투석액을 교환하지 않고 보통 8~10시간 저류시킨다.

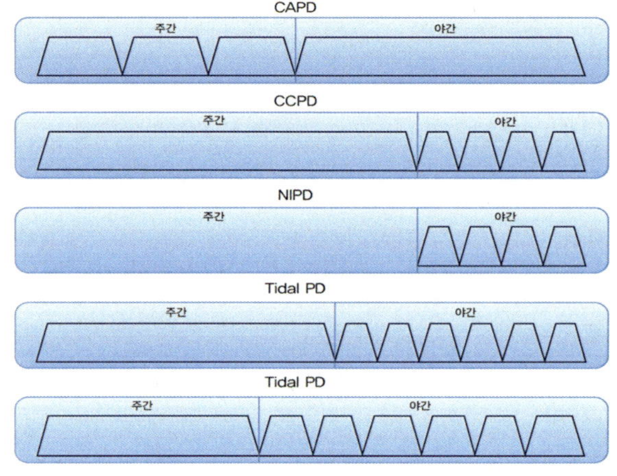

[그림 7-17] 복막투석의 종류

2) 자동 복막투석(APD: Automated peritoneal dialysis)

APD는 밤에 8~12시간 동안 기계를 사용하여 자동으로 투석액을 교환하는 투석 방법이다. 밤 동안 짧은 간격으로 여러 번 반복해서 투석액을 교환하고 낮 동안 투석액을 교환하지 않아도 되기 때문에 편리해 환자의 삶의 질을 향상시킬 수 있다. APD는 낮동안 복강 내 투석액의 저류 여부와 APD 시 주입된 투석액의 배액 정도에 따라 지속성 교환기 복막투석(CCPD: continuous cycler peritoneal dialysis), 야간 간헐적 복막투석(NIPD: nightly intermittent peritoneal dialysis), 조류성 복막투석(tidal peritoneal dialysis, tidal PD) 등으로 나뉜다.

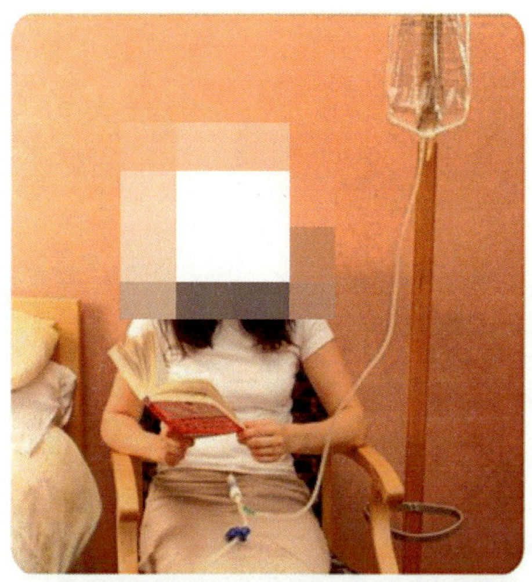

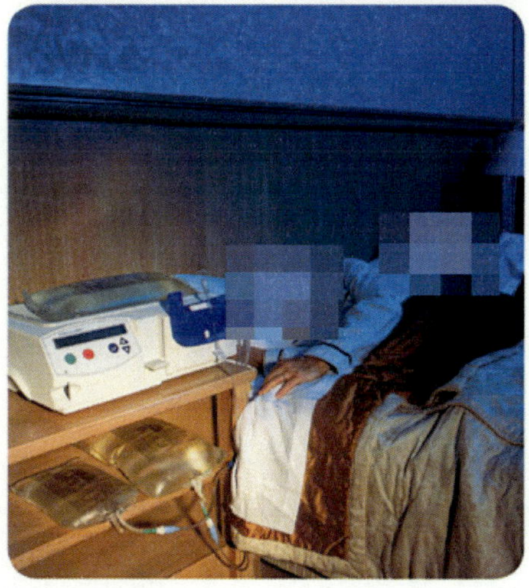

[그림 7-18] 지속적 외래 복막투석과 자동 복막투석

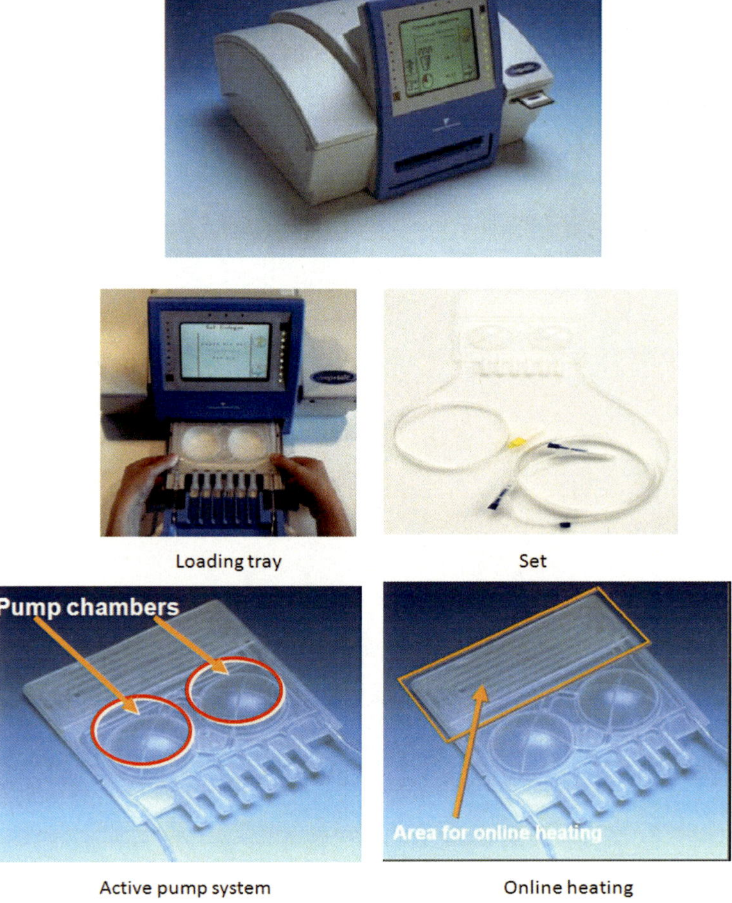

[그림 7-19] 자동 복막투석 기계

7.2.4 지속적 신대체요법

7.2.4.1 지속적 신대체요법의 원리

지속적 신대체요법(continuous renal replacement therapy)는 확산과 한외여과뿐만 아니라 대류에 의한 hemofiltration까지 함께 시행되도록 고안된 여과기(filter)를 사용하여 낮은 혈류 속도로 지속적인 체외순환을 통해 혈액을 정화시키는 방법이다. 혈압이나 심장 등 전반적인 심혈관계 상태가 불안정한 중환자들의 혈역학적 상태를 안정적으로 유지하면서 혈액을 정화시킬 수 있으므로, 중환자실에 입원해 있는 급성 신손상 환자에게 주로 적용되고 있다.

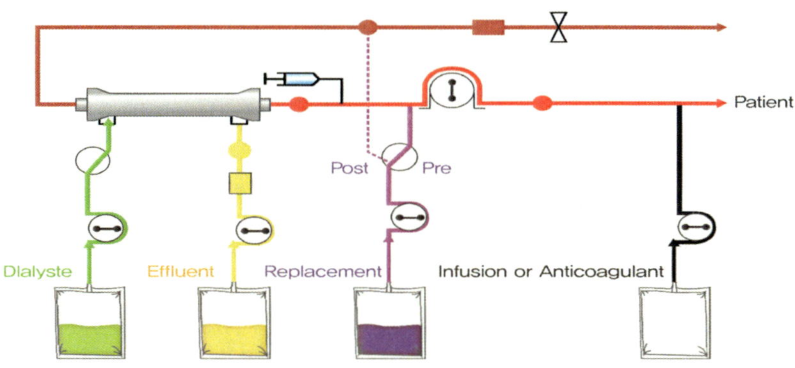

[그림 7-20] 지속적 신대체요법의 모식도

7.2.4.2 지속적 신대체요법의 실제

지속적 신대체요법 기계는 다음과 같이 여과기와 항응고제 및 혈액 펌프, 가온기, 체외
순환 회로, 여러 가지 저울 등으로 구성되어 있으며 확산과 대류 및 한외여과 정도를 조절
할 수 있고 체외순환 상태를 감지하여 표시해 준다.

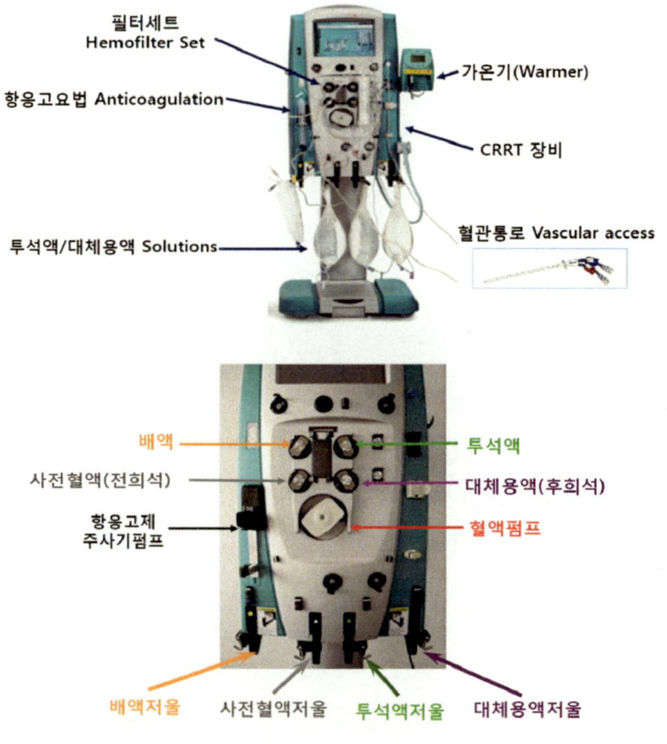

[그림 7-21] 지속적 신대체요법 기기 장비

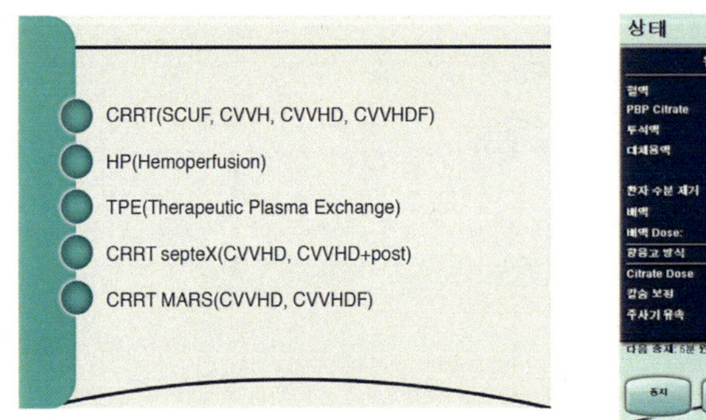

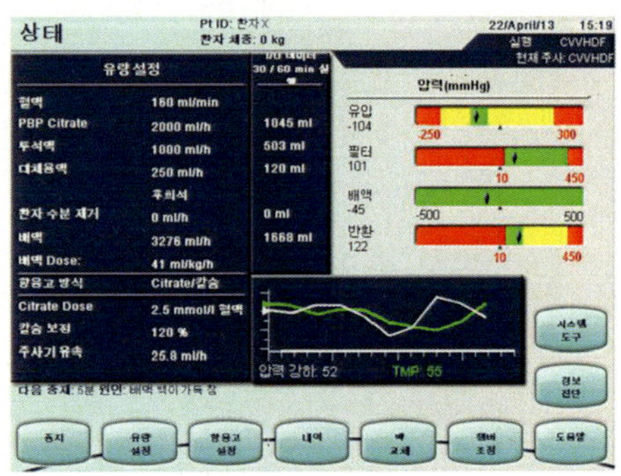

[그림 7-22] 지속적 신대체요법 기기의 처방 및 모니터링 화면

지속적 신대체요법 기기를 다른 용도로 이용하는 것도 연구되고 있는데, 중증 패혈증을 치료하기 위해 polymyxin B라는 항생제를 여과기 내부에 도포한 toraymyxin 여과기나 간 기능 부전이 동반된 급성 신손상 환자에서 지속적 신대체요법 기기에 결합하여 사용할 수 있는 MARS(Molecular Adsorbent Recirculating System) 장비 등이 그 예이다.

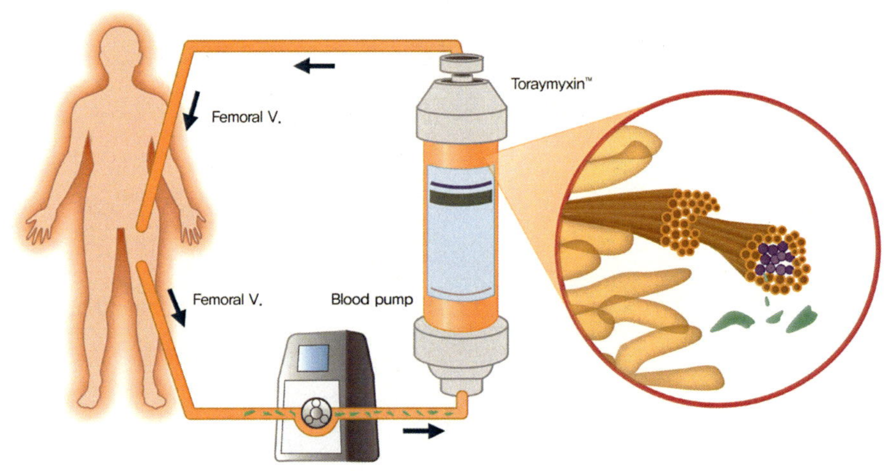

[그림 7-23] 중증패혈증 치료를 위한 Toraymyxin™혈액관류요법

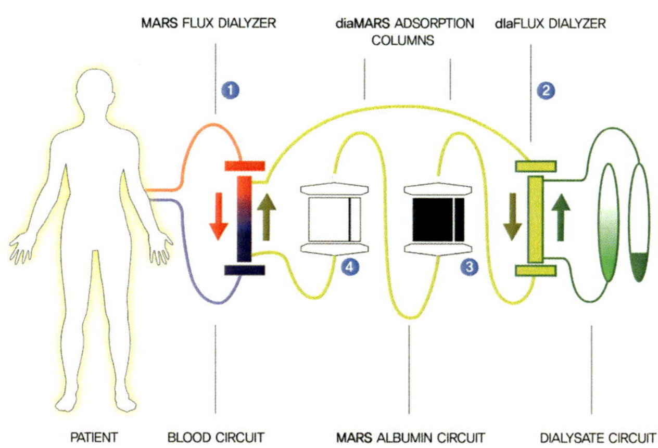

[그림 7-24] 간부전과 급성 신손상을 함께 치료하기 위한 MARS와 CRRT

7.3 Summary

- **신장의 해부학/생리학**

신장은 혈액을 여과하여 노폐물과 잉여의 수분을 소변(urine)으로 만들어 배출시키고, 전해질 및 산염기 대사, 혈압을 조절하여 신체의 항상성을 유지한다. 또한 칼슘과 인의 대사를 조절하고 비타민 D를 최종 활성화시켜서 건강한 뼈를 유지하며, 조혈 호르몬을 생성하여 빈혈을 예방한다.

신동맥을 통해 심박출량의 약 20~25%에 해당하는 많은 양의 혈액이 신장으로 흘러가고, 신장 피질에 존재하는 사구체에서 혈액이 여과되어 원뇨가 생성된다. 원뇨는 신세관을 통과하면서 재흡수와 재분비 과정을 거쳐 최종 소변이 생성되고 신우에서 연결되는 요관을 통해 방광으로 운반된 뒤에 배뇨된다.

여러 가지 신질환 중 만성 신질환의 주요 원인 질환은 당뇨병과 고혈압 및 사구체 질환이다.

신질환을 감별 진단하기 위해서는 철저한 병력 청취와 혈압 측정 및 신체 검진, 소변 검사 및 신기능 검사, 영상의학적 검사가 필요하고, 경우에 따라서는 핵의학적 검사도 필요하다.

급성 신손상이나 만성 신질환이 악화되면 신기능 저하가 심화되어 체내 노폐물의 저류가 발생하므로, 요독 증상이나 합병증의 위험성이 높아지면 투석 치료가 필요하다.

여러 가지 신질환을 감별 진단하고 치료하는 데 여러 종류의 의료기기가 사용되고 있다.

- **신질환 관련 의료기기**
  1. 초음파 검사

     신장 초음파 검사는 신질환을 진단하는 데 가장 널리 쓰이고 있는 선별 검사로서, 신장의 크기와 음영, 수신증 여부 및 신종괴 등에 대해 매우 유용한 정보를 제공한다. 혈류의 흐름을 감지하는 도플러 초음파를 이용한 혈관 초음파 검사는 신동맥 협착증에 대한 선별 검사와 혈액투석 환자의 혈관 통로 수술 전 검사 및 기능 이상을 진단하는 데 유용하게 쓰이고 있다.

2. 혈액투석기
   혈액투석은 혈액을 체외순환시키면서 정화시키는 방법으로 주로 확산과 한외여과를 통해 노폐
   물과 잉여의 수분을 제거한다.
3. 자동 복막투석
   자동 복막투석은 자동화된 기기를 사용하여 야간에 짧은 간격으로 복막투석액을 주입하고 배액
   하는 투석 방법으로 환자의 삶의 질을 크게 향상시킨다.
4. 지속적 신대체요법
   확산과 한외여과 및 대류도 가능한 여과기를 사용하여 낮은 속도로 혈액을 지속적으로 체외순
   환시키면 혈액을 정화시키는 기기로 혈역학적으로 불안정한 중환자들에서 발생한 급성 신손상
   을 치료하는 데에 널리 이용되고 있다.

7.4 ▶ Reference

대한신장학회, 2015. 임상신장학 제2판, 군자출판사, 서울.

Johnson & Feehally & Floege, 2015. Comprehensive Clinical Nephrology 5th edition, Elsevier Saunders, Philadelphia.

Taal MW et al, 2012. Brenner & Rector's The Kidney. 9th edition, Elsevier Saunders

Lameire N et al, Epidemiology of peritoneal dialysis: a story of believers and nonbelievers. Nat Rev Nephrol 2010; 6(2):75-82.

Baxter Korea 교육용 자료

Fresenius Medical Care Korea 교육용 자료

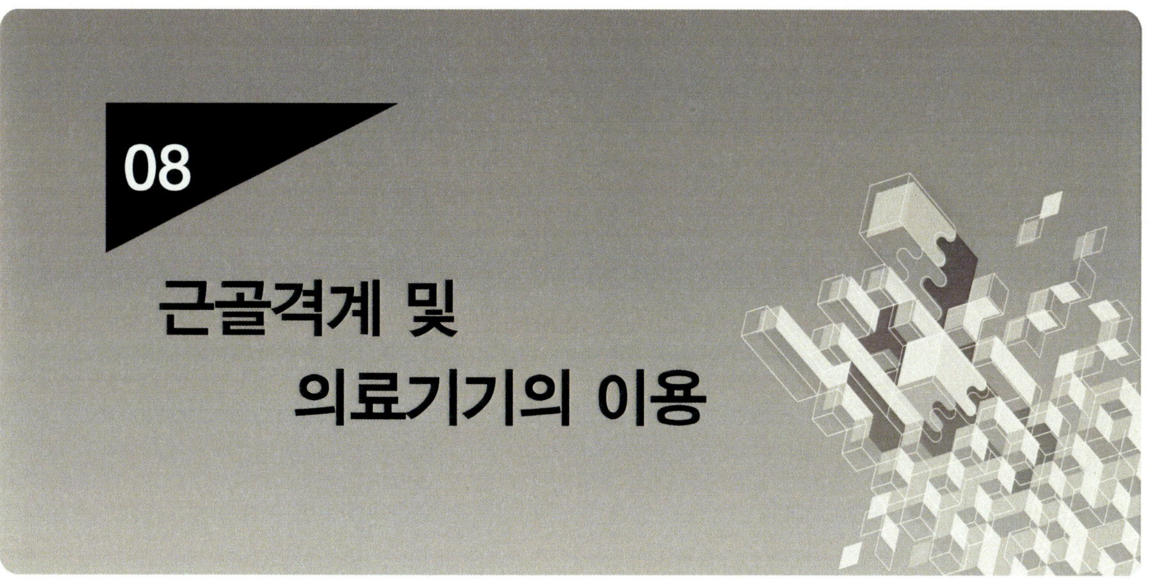

08 근골격계 및 의료기기의 이용

8.1 근골격계의 이해

8.1.1 근골격계의 해부학/생리학적 이해

근골격계는 근육, 건(tendon), 인대(ligament), 연골, 골 조직으로 이루어져 있으며, 관절 운동 및 근력 등 인체의 움직임을 담당하고 있다.

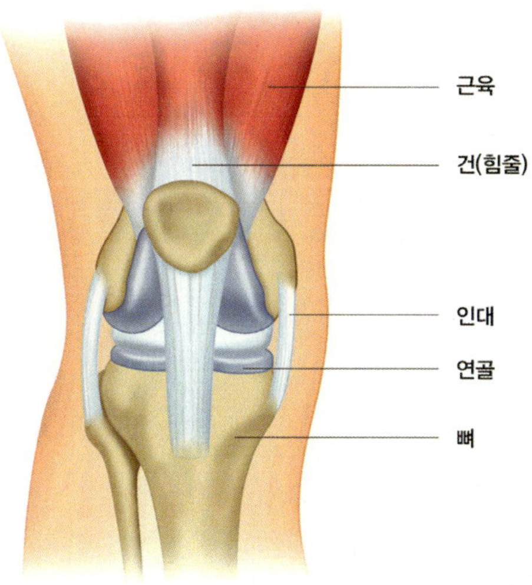

[그림 8-1] 근골격계 구조

근육은 근섬유(myofibril)들의 묶음으로 되어 있으며, 근섬유는 액틴(actin)과 마이오신(myosin)이라 불리는 일종의 끈들이 교대로 배치되어 있어, 이들이 서로 겹쳐졌다, 떨어졌다 하면서 근육이 수축하였다, 이완하였다 하는 역할들을 하게 된다.

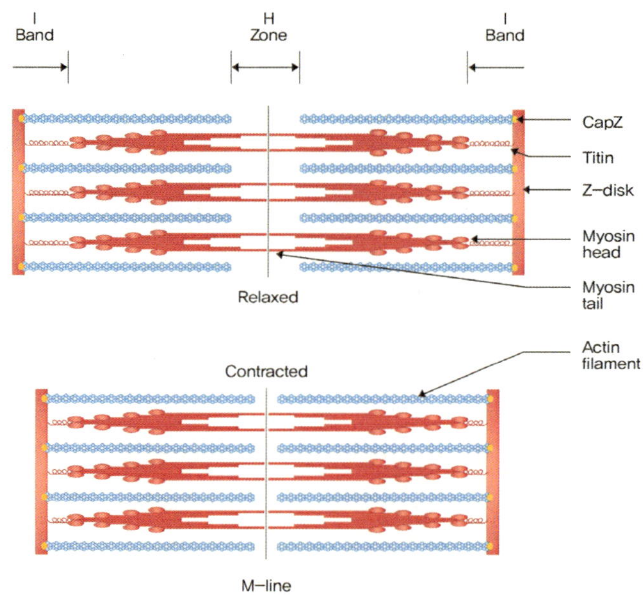

[그림 8-2] 근섬유 슬라이딩 이론

근육의 수축은 근육을 지배하는 말초신경의 활성화에 의하여 발생하며, 말초신경의 신경 세포(neuron)들은 척수 앞부분에 위치하고 있으며, 이들은 대뇌 운동 피질에서 나오는 신호에 따라 반응을 한다.

건(tendon)은 근육을 다른 근육이나 뼈와 이어 주는 조직으로, 콜라겐(collagen)이라고 하는 탄력 있는 섬유성 물질로 이루어져 있다. 근육이 수축할 때 수축하는 힘을 뼈에 전달하여 우리 몸의 관절을 움직이는 작용을 하기 때문에 강한 힘을 견디는 능력을 지니고 있으며 일반적으로 100-150MPa 정도의 스트레스를 견딜 수 있다.

인대(ligament)는 건과 같은 섬유성 조직으로 구성되어 있으며 뼈와 뼈를 이어 주는 조직으로, 관절 주위에 부착되어, 주로 관절의 안정성을 도모한다.

연골은 바깥귀 등을 구성하고 있는 탄성 연골, 무릎 관절 등을 구성하고 있는 유리 연골 및 척추디스크 바깥 부분을 형성하고 있는 섬유 연골인 3종류로 나눌 수 있으며, 제2형 콜라겐 및 당단백질(proteoglycan) 등으로 주로 구성되어 있다. 우리 몸에 가장 흔히 존재하는 탄성 연골은 주로 관절 내에서 뼈와 뼈의 충격을 완화시켜 주는 완충의 역할을 하며, 이러한 연골이 파괴되면 관절의 손상이 잘 일어나 퇴행성 관절염이 조기에 발생 가능성이 높아진다.

뼈는 우리 몸을 지탱하여 주는 구조물로, 단단함과 성분의 밀도에 따라 치밀골(cortical bone)과 해면골(cancellous bone)로 나눌 수 있다.

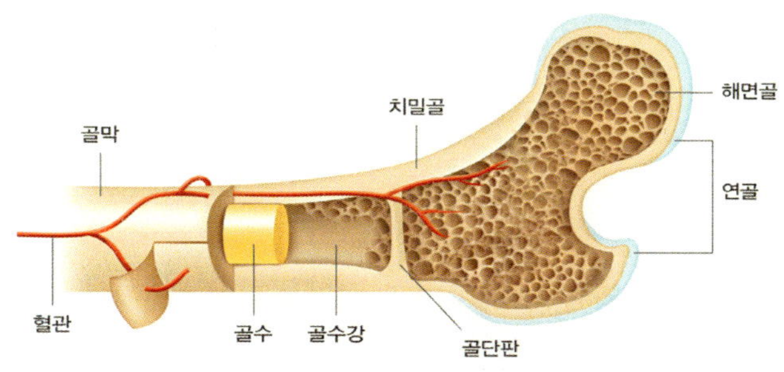

[그림 8-3] 치밀골, 해면골

8.1.2 근골격계 질환 및 치료

대표적인 근골격계 질환으로 근막통 증후군, 요추부 디스크, 퇴행성 관절염 등이 있다. 근막통 증후군은 잘못된 자세, 정신적인 스트레스, 과다한 근 수축 등 다양한 원인에 의하여 발생하며, 특정 근육들이 뭉치면서 띠(taut band)를 형성한다.

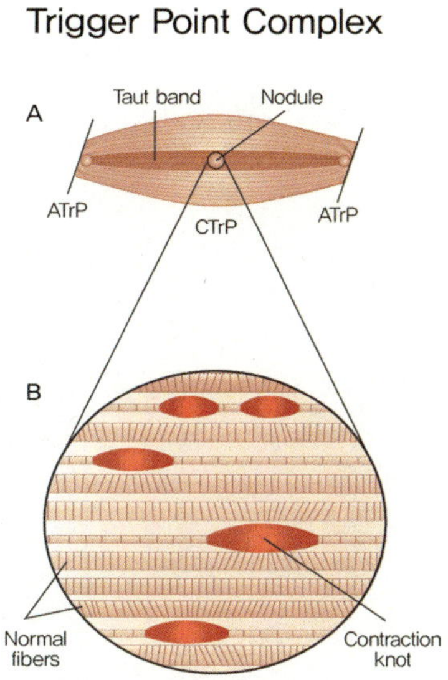

[그림 8-4] 근막통 증후군에서 발생하는 근육 내 띠(taut band)

이러한 수축된 근육들이 통증을 유발하게 되는데 발생 부위는 모든 근육에서 발생할 수 있으나, 주로 승모근(trapezius), 방형근(rhomboid), 가자미근(gastrocnemius) 등에서 발생하며 심한 경우에는 목, 등, 허리, 발바닥 등으로 퍼지게 된다.

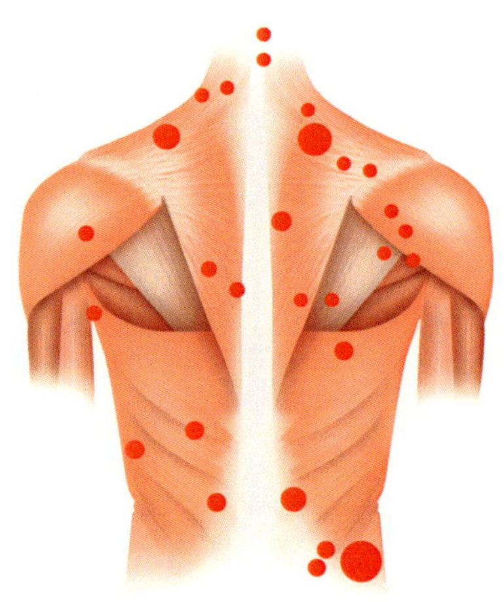

[그림 8-5] 근막통 증후군 호발 부위

진단은 주로 의학적 검진에 의하여 시행하게 되며, 환자가 국소적인 통증을 호소하며, 근육이 뭉친 띠가 만져지거나, 통증 부위를 누르거나 자극 시 방사통(referred pain)이 발생하거나 해당 근육을 움직일 때에 제한이 있는 경우 진단할 수 있다. 치료는 핫팩, 초음파, 저주파 치료 등의 물리치료와 삼환계 항우울증 약, 근 이완제 등의 약물치료, 0.5% 리도카인 용액을 이용한 주사치료 등이 있다.

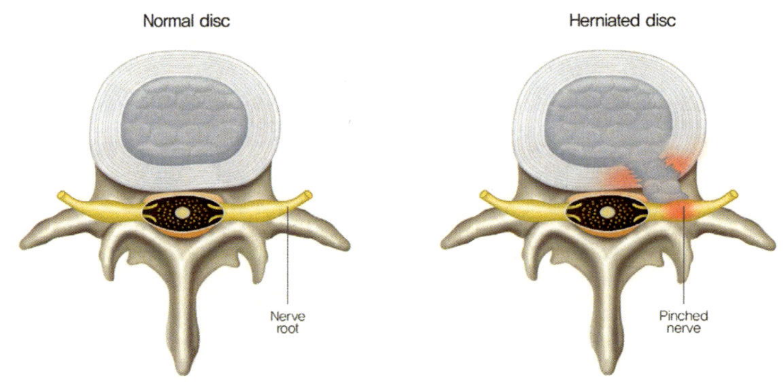

[그림 8-6] 정상 요추 디스크 및 디스크 섬유륜 파열 및 수핵 탈출로
인하여 신경이 눌리는 모식도

요추부 디스크는 과도하거나 반복적인 스트레스가 요추부에 가해질 때, 디스크 내부에 있는 수핵(nucleus pulposus)이 수핵을 둘러싸고 있는 섬유륜(annulus fibrosus)을 밀거나 뚫고 나와 신경을 자극하는 질병이다.

디스크가 직접 신경을 눌러서 통증 및 방사통을 일으킬 수 있으나, 대개는 디스크가 파열되면서 일어나는 통증 전달 물질들이 신경에 염증을 유발하여 증상을 일으키는 경우들이 더 흔하다. 초기에는 통증 및 방사통을 일으키나, 심한 경우에는 감각 소실 및 근력 약화까지 유발할 수 있다. 치료는 근력 약화의 경우를 제외하고는 약물치료, 물리치료, 신경차단술 등의 비수술적 치료들이 대부분이며, 근력 약화가 발생하거나, 소대변에 장애가 발생한 경우, 비수술적 치료들을 수개월 동안 지속하여도 안 낫는 경우에는 수술도 고려하여야 한다.

퇴행성 관절염은 무릎, 손가락, 고관절, 발목 관절, 척추 관절 등 인체의 모든 관절에서 발생할 수 있으며, 고령으로 인한 자연적인 변화 외에 아직까지 명확히 알려지지 않은 특정 기전들로 인하여 관절 연골의 손상과 관절을 싸고 있는 활막의 염증 및 이로 인한 통증이 주된 특징이다. 현재까지 퇴행성 관절염의 진행을 막는 치료법은 아직 없으며, 근력 강화 운동과 과다 비만 등 원인 인자 제거 등을 통한 진행의 지연과 약물치료, 물리치료, 관절강 내 주사 요법 등의 증상 완화 치료 등이 있다.

8.2 근골격계 관련 의료기기의 이용

8.2.1 근골격계 초음파 치료

8.2.1.1 근골격계 초음파 치료의 목적

근골격계 초음파는 심부열을 발생시켜, 인체 내 깊은 곳에 위치한 근육 내의 온도를 상승시켜, 근육의 이완, 혈류 증가에 따른 통증 전달 물질 제거 등 통증을 줄이고, 근육 및 관절 조직을 이완시키는 데에 목적이 있다.

8.2.1.2 근골격계 초음파 치료의 원리

근골격계 초음파 치료에서 사용되는 초음파는 가청 범위(16-20,000Hz) 이상의 주파수가 음파와 같이 싸인 형태(sine wave)의 파형으로, 에너지를 전달하고 반사, 굴절 등이 일어나는 특징이 있다. 주로 근골격계 초음파 치료에 사용되는 범위는 0.8-1.1MHz이다.

초음파는 음파 자체보다는 음파가 매질을 통과하면서 발생하는 열 에너지 또는 비온열 에너지를 발생시키는 데, 이때에 얻어진 온열 에너지를 이용하여 근골격계 질환을 치료하게 된다.

온열 에너지를 통한 치료는 근골격계 초음파는 심부열을 발생시켜, 인체 내 깊은 곳에 위치한 근육 내의 온도를 상승시켜, 근육의 이완, 혈류 증가에 따른 통증 전달 물질 제거 등 통증을 줄이고, 근육을 이완시키는 데에 관여한다. 이때에 투과되는 정도는 초음파 주파수에 따라 달라지며, 주파수가 높을수록 투과 정도는 감소하게 된다.

비온열 에너지 중 하나는 공동화 현상으로, 높은 강도의 초음파가 지나갈 때 액체 내에 기포가 형성되며, 이러한 기포가 커져서 부서지면, 온도와 압력 상승으로 국소 조직들의 손상이 일어날 수 있으나 임상에서 사용하는 주파수 및 강도에서는 발생할 가능성이 적다. 다만 이러한 효과들을 피하기 위하여 체내에 액체가 있는 곳, 안구, 임신된 자궁, 방광 등은 적용을 하지 않는다. 비온열 에너지 중 하나는 정상파(standing wave)로, 초음파를 한 곳에 고정시킨 채 가하게 되면, 싸인 형태의 파형에서 특정 부위들만 집중적으로 강한 에너지가 발생하게 되어, 조직 손상을 일으킬 수 있다.

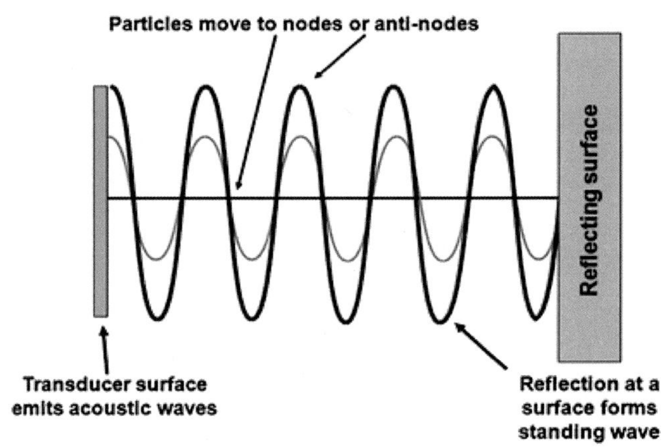

[그림 8-7] 초음파 치료 시 발생하는 비온열 효과 중 하나인 정상파 형성

따라서 근골격계 초음파 치료를 적용할 때에는 한곳에 고정하여 초음파를 가하는 것이 아닌, 문지르기 방식으로 치료를 해야 한다.

8.2.1.3 근골격계 초음파 치료의 운영범위

근골격계 초음파 치료는 주로 건염, 관절 주위 통증, 만성 염증, 골관절염, 관절 구축, 근육 단축 등에 사용한다. 일반적인 온열 치료 금기증인 급성 감염 및 출혈, 심장 주위, 뇌, 안구, 생식기 주변, 임신된 자궁, 후궁 절제술을 시행한 척추 부위, 악성 종양, 미성숙된 소아의 관절 등에서는 치료해서는 안 된다.

8.2.2 경막 외 카테터 주입술

8.2.2.1 경막 외 카테터 주입의 목적

경막 외 카테터 주입술은 요추 또는 경추 디스크, 척추관 협착증 등 척추 내에 디스크나 추간공이 좁아져서 신경을 눌러 통증이 있는 경우, 경막 외에 카테터를 통하여 통증을 완화시키는 시술이다.

8.2.2.2 경막 외 카테터 치료의 원리

경막 외 카테터 주입술의 원리는 경막 외 공간을 통하여 카테터를 삽입하여 신경이 눌리는 부위까지 접근 후, 약물을 주입하여 통증을 줄이는 것이다.

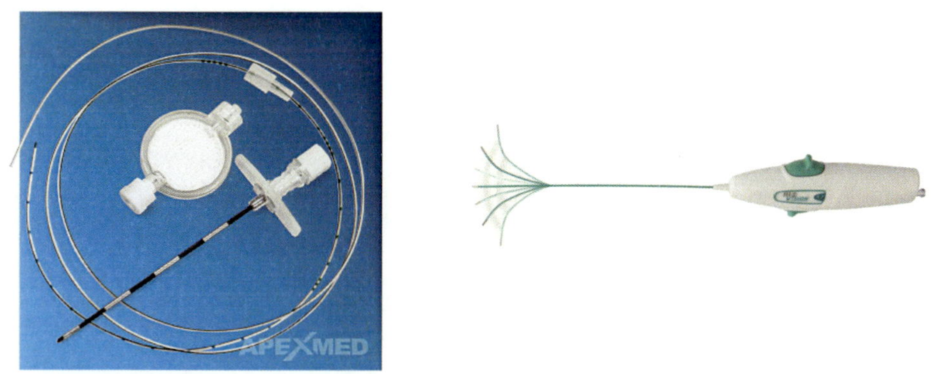

[그림 8-8] 척추 경막 외 공간 삽입에 사용되는 경막 외 카테터

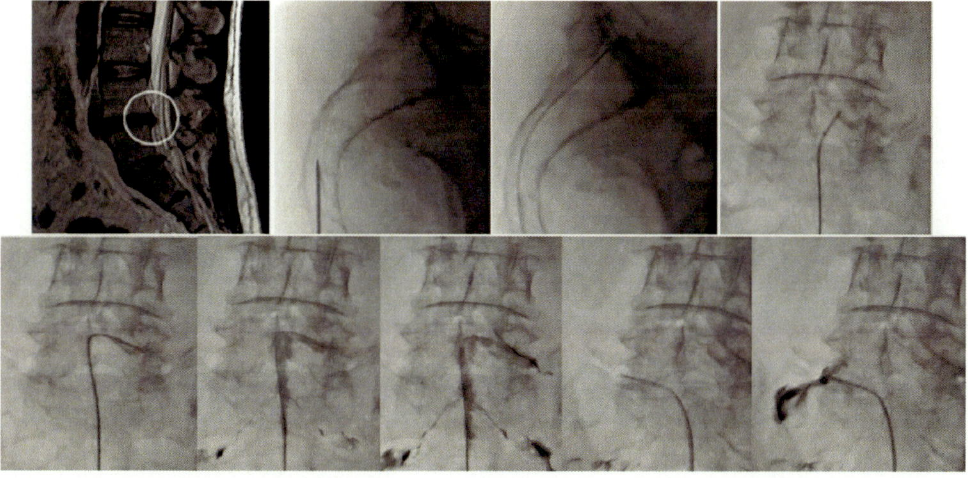

[그림 8-9] 경막 외 카테터를 이용하여 디스크 탈줄로 인한 신경병증을 치료하는 장면

약물은 항염 작용이 있는 스테로이드와 연부 조직들을 일부 녹이는 하이알 유로니다제 등을 사용하게 되며, 고장성(hypertonic) 생리식염수를 사용하여 삼투압을 이용한 공간 확보 방법이나 다량의 생리식염수를 주입하여 통증 전달 물질들을 희석시키는 방법 등이 있으나, 이들에 대한 과학적인 근거는 아직 부족하다.

이 외에 경막 외 카테터를 이용하여 고주파를 가하거나, 열을 가하여 돌출된 디스크를 줄이는 방법이 있으나, 기존 약물에 의한 것과 더 뛰어난 효과를 보이는지에 대하여는 아직 의견이 분분하다.

8.2.2.3 경막 외 카테터 치료의 운영범위

경막 외 카테터 치료는 주로 돌출된 경추 또는 요추 디스크, 척추관 협착증, 경추 또는 요추 부위 수술 후 발생한 협착 등에 사용되며, 이 외에도 출산 시나 수술 시 마취 보조 등에도 사용되기도 한다.

8.2.2.4 경막 외 카테터 치료의 최신 동향

최근 들어 카테터 기술이 발전하면서 더 가늘고 탄력성이 좋은 카테터들이 개발 중에 있다. 또한 단순 약물만 주입하는 것이 아닌, 내시경 일체 하에 디스크 조직을 떼낼 수 있는 집게(forcep)를 넣을 수 있는 카테터들이 점점 소형화되고 있다.

8.2.3 신경전도/근전도 검사

8.2.3.1 신경전도/근전도 검사의 목적

신경전도/근전도 검사는 말초 신경계 및 근육의 이상을 진단하기 위한 수단으로, 질병의 위치, 손상 또는 병변 정도, 치료 효과 판정, 병변 부위 예후 등을 판단하고 예측하는 데에 검사의 목적이 있다.

8.2.3.2 신경전도/근전도 검사의 원리

신경전도 검사의 원리는 말초 신경에 전기 자극을 가하여 신경의 활성화 전위를 유발시키고, 이 전위의 움직이는 속도 및 근육 수축 정도를 전기적 신호로 출력하여 신경 전달 속도 및 전달량을 측정함으로써, 말초 신경의 병변 부위와 손상 정도를 측정할 수 있다.

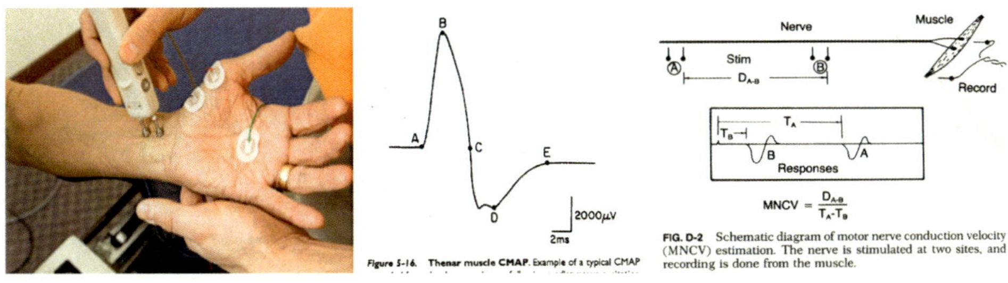

[그림 8-10] 신경 손상 진단을 위한 신경전도 검사 및 발생한 파형을 통한 신경전도 속도 계산

　신경을 둘러싸고 있는 수초(myelin)가 손상되는 경우에는 손상 부위 앞뒤로 속도가 느려지며, 신경 전달에 관여하는 축삭(axon)이 손상되는 경우에는 손상된 신경이 지배하는 근육 수축의 전기적 신호가 약해지게 되어, 발생하는 파형의 크기가 감소하는 특징이 있다. 따라서 파형의 속도, 전달 시간 및 크기 등을 통하여 손상 부위 및 정도를 알아낼 수 있다.

　근전도 검사의 원리는, 신경 축삭 손상이 있는 경우, 해당 신경이 지배하는 근육들의 탈신경화(denervation change)에 따른 변성이 일어나게 되며, 변성이 일어난 근육들에서 이상 신호들이 발생하게 된다. 바늘 형태의 전극을 근육 내에 찔러 이러한 이상 신호들을 찾아내어 탈신경화된 근육들을 통하여 신경 손상의 부위를 찾아내는 것이다.

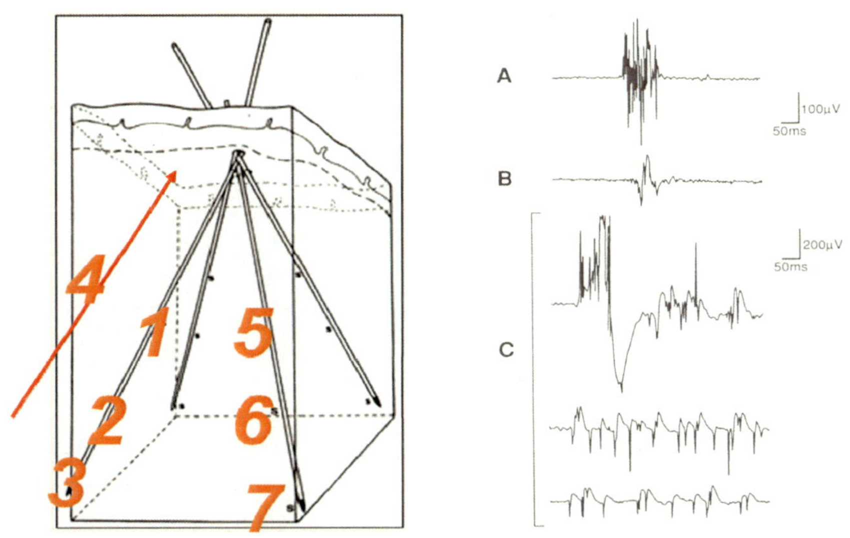

[그림 8-11] 신경 손상 진단을 위한 근전도 검사 방법 및 탈신경화 시 나타나는 파형

8.2.3.3 신경전도/근전도 검사의 운영범위

신경전도/근전도 검사는 말초신경계 및 근육 질환을 진단하는 데에 사용되며, 척수 전각세포 이상 질환인 루게릭병, 양성 국소근위축증, 요추, 경추 디스크로 인한 신경근 병증, 당뇨 등 말초신경 병증, 국소적인 압박 등에 따른 수근관 증후군, 비골 신경 마비, 선천적 또는 후천적 근육질환인 듀센느 근육 위축증, 근육염 등 매우 다양한 질환들을 진단하고 평가한다.

8.2.3.4 신경전도/근전도 검사의 최신 동향

기존 신경전도/근전도 검사의 정확성을 높이기 위하여 근육 섬유 하나를 감지하는 단섬유 근전도(single fiber EMG)가 개발되었으며, 정성적으로 나오는 근전도 검사 결과를 보완하기 위하여 객관적인 수치화로 결과가 나오는 정량적 근전도(Quantitative EMG) 등이 개발되어 사용되고 있다.

8.3 ▶ Summary

- **근골격계의 해부학/생리학**
근골격계는 근육, 건(tendon), 인대(ligament), 연골, 골 조직으로 이루어져 있으며, 관절 운동 및 근력 등 인체의 움직임을 담당하고 있다. 근육의 수축은 근육을 지배하는 말초신경의 활성화에 의하여 발생하며, 말초신경의 신경 세포(neuron)들은 척수 앞부분에 위치하고 있으며, 이들은 대뇌 운동 피질에서 나오는 신호에 따라 반응을 한다. 건(tendon)은 근육을 다른 근육이나 뼈와 이어주는 조직으로 근육이 수축할 때 수축하는 힘을 뼈에 전달하여 우리 몸의 관절을 움직이는 작용을 하기 때문에, 강한 힘을 견디는 능력을 지니고 있다.

- **근골격계 관련 의료기기**
  1. 근골격계 초음파
  근골격계 초음파 치료에서 사용되는 초음파는 가청 범위(16-20,000Hz) 이상의 주파수가 음파와 같이 싸인 형태(sine wave)의 파형으로 심부열을 발생시켜, 인체 내 깊은 곳에 위치한 근육 내의 온도를 상승시켜, 근육의 이완, 혈류 증가에 따른 통증 전달 물질 제거 등 통증을 줄이고, 근육 및 관절 조직을 이완시키는 효과를 나타낸다.
  2. 경막 외 카테터
  경막 외 카테터 시술은 요추 또는 경추 디스크, 척추관 협착증 등 척추 내에 디스크나 추간공이 좁아져서 신경을 눌러 통증이 있는 경우, 경막 외 공간을 통하여 카테터를 삽입하여 신경이 눌리는 부위까지 접근 후, 약물을 주입하여 통증을 줄인다. 최근 들어 카테터 기술이 발전하면서 더 가늘고 탄력성이 좋은 카테터들이 개발 중에 있다. 또한 단순 약물만 주입하는 것이 아닌, 내시경 일체 하에 디스크 조직을 떼낼 수 있는 집게(forcep)를 넣을 수 있도록 카테터들이 점점 소형화되고 있다.

3. 신경전도/근전도 기기

신경전도/근전도 검사는 말초 신경에 전기 자극을 가하여 신경의 활성화 전위를 유발시키고, 이 전위의 움직이는 속도 및 근육 수축 정도를 전기적 신호로 출력하여 신경 전달 속도 및 전달량을 측정하거나 탈신경화에 따른 변성이 일어난 근육들에서 바늘 형태의 전극을 이용하여 질병의 위치, 손상 또는 병변 정도, 치료 효과 판정, 병변 부위 예후 등을 판단하고 예측하는 장비이다. 기존 신경전도/근전도 검사의 정확성을 높이기 위하여 근육 섬유 하나를 감지하는 단섬유 근전도(single fiber EMG)가 개발되었으며, 정성적으로 나오는 근전도 검사 결과를 보완하기 위하여 객관적인 수치화로 결과가 나오는 정량적 근전도(Quantitative EMG) 등이 개발되어 사용되고 있다.

8.4 ▶ Reference

한태륜, 방문석, (3rd Eds.) 재활의학, 군자출판사.

Bey MJ, Derwin KA, 2012. Measurement of in vivo tendon function, J Shoulder Elbow Surg, 21, 149-157.

Daniel Dumitru, Anthony A Amato, Machiel Zwarts, (2nd Eds.) Electrodiagnostic Medicine, Hanley & Belfus Inc.

Jamison DE, Hsu E, Cohen SP, 2014. Epidural adhesiolysis: an evidence-based review, J Neurosurg Sci, 58, 65-76.

Krivickas LS, Frontera WR, 2005. Single muscle fiber physiology in neuromuscular disease, Phys Med Rehabil Clin N Am, 16, 951-965.

Lee F, Jamison DE, Hurley RW, Cohen SP, 2014. Epidural lysis of adhesions, Korean J Pain, 27, 3-15.

Phongsamart G, Wertsch JJ, 2003. Quantitative electromyography, Phys Med Rehabil Clin N Am, 14, 231-241.

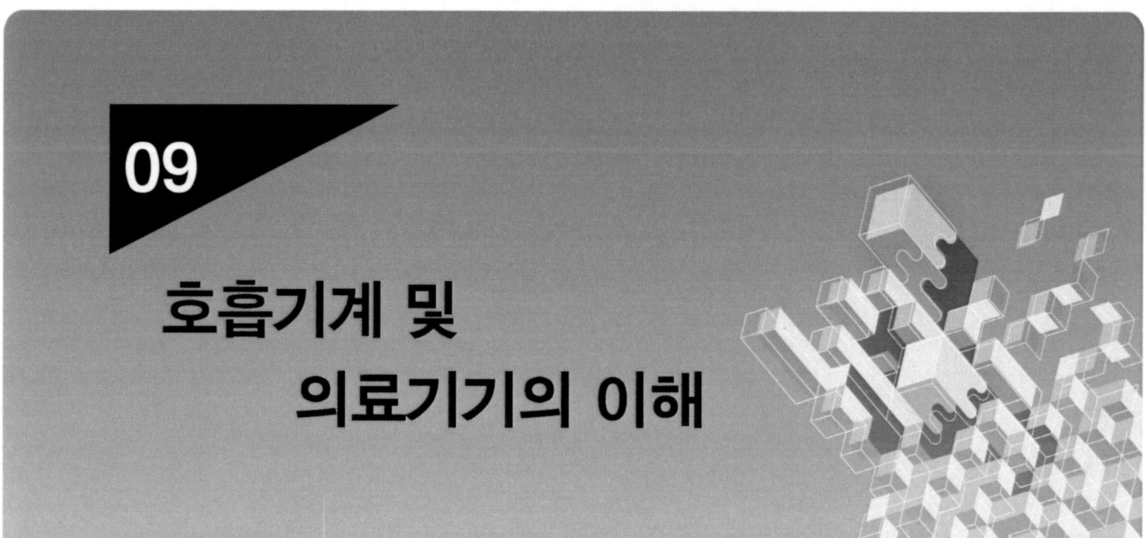

호흡기계 및 의료기기의 이해

9.1 호흡기계의 이해

9.1.1 호흡기계의 해부학

호흡기계(respiratory system)는 대기와 폐를 연결하는 기도(airway), 산소와 이산화탄소 교환이 일어나는 폐포(alveoli), 환기를 보조하는 가슴과 복부의 뼈 및 근육으로 이루어져 있다.

9.1.1.1 기도(airway)

기도는 폐와 대기를 연결하는 통로로 코(nose), 입(mouth), 인두(pharynx), 후두(larynx), 기관(trachea)과 기관지(bronchus)로 이루어져 있다. 기관은 가슴으로 내려가서 양쪽 폐로 연결되는 두 개의 주기관지(main bronchus)로 분지된다(그림 10-1). 기관지는 폐 내에서 반복적으로 분지하여 점점 더 작은 기관지가 되어 폐포(alveoli) 무리와 만나게 된다. 폐포 무리와 연결되는 세기관지(bronchiole)를 말단 세기관지(terminal bronchiole)이라고 한다.

9.1.1.2 폐(lung)와 폐포

기관지, 혈관, 폐포는 무리를 이루어 폐 조직이 된다. 폐는 두 개로 나뉘어 흉강(thoracic cavity)을 채우고 있다. 우측 폐는 3개의 엽(상엽, 중엽, 하엽)으로, 좌측 폐는 2개의 엽(상엽, 하엽)으로 구성된다(그림 9-1).

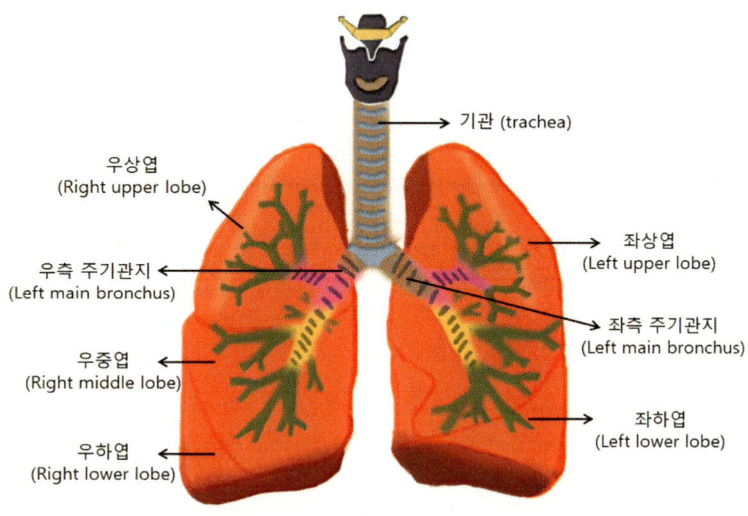

[그림 9-1] 기도(기관, 기관지)와 폐

9.1.1.3 흉곽(thoracic cage)

폐를 둘러싸고 있는 척추, 늑골, 근육이 모여 흉곽을 만든다. 원뿔 모양의 흉곽의 상부
와 측면은 12개의 늑골과 흉추, 이들을 연결하는 근육으로 구성되며, 흉곽의 바닥 면은
횡경막이다.

9.1.2 호흡기계의 생리

호흡기계는 대기의 산소를 우리 몸에 공급하고 우리 몸의 대사산물인 이산화탄소를
대기로 내보내는 중요한 역할을 한다.

9.1.2.1 정상인의 호흡생리

정상 성인의 호흡수는 분당 12~20회이며, 평균 1회 호흡량(tidal volume, TV)은 약 500
ml이다. 이 중 350ml만이 폐포에 전달되고 150ml는 공기를 전달하는 기도에 남게 되는
데, 이 용적을 사강(dead space)이라고 한다. 따라서 평균 500ml의 평균 1회 호흡량을 가
진 정상 성인이 분당 12회의 호흡을 한다고 가정할 때, 폐포에서 공기 교환이 일어나는
폐포 환기량(alveolar ventilation)은 약 4l/분이다.

> 폐포 환기량 = 호흡수 × (1회 호흡량 − 사강)
>   = 12회/분 × (500ml − 150ml) = 4,200ml/분

9.2 폐기능 평가를 중심으로 살펴본 호흡기계 관련 의료기기의 이용

폐기능을 평가하는 의료기기는 호흡기계 질환의 진단, 중증도 평가, 치료 반응 평가 등에 매우 중요한 역할을 한다. 폐기능 검사법에는 폐활량 측정법(spirometry), 기관지 확장제 반응 검사(bronchodilator reversibility test), 폐 용적(lung volume) 및 확산능(diffusion capacity) 측정, 6분 도보검사(6 minute walking test) 등이 있다.

9.2.1 폐활량 측정법

9.2.1.1 최대 노력성 호기곡선(maximal-effort expiratory spirogram)

폐용적의 변화를 측정하는 기구를 폐활량 측정기(spirometer)라고 한다. 폐활량 측정기를 이용하여 환자에게 최대로 숨을 들이마시게 한 후, 가능한 세고 빠르게 숨을 내쉬게 하여 시간에 따른 호기량의 변화를 기록한 그래프를 구할 수 있는데, 이를 최대 노력성 호기곡선(maximal-effort expiratory spirogram)이라고 한다. 최대 노력성 호기곡선에서 구할 수 있는 지표 중 1초간 노력성 폐활량(FEV1: forced expiratory volume in 1 second)과 노력성 폐활량(FVC: forced vital capacity)이 가장 흔히 사용되는 지표이다. 폐활량 검사 결과는 실제 측정치뿐만 아니라 나이, 성별, 키, 몸무게, 인종 등을 고려한 정상 예측값의 분율(%predicted value)을 함께 보고한다.

또한 속효성 기관지 확장제(bronchodilator)를 사용한 후 폐활량을 측정하여 기관지 확장제를 사용하기 전 폐기능과 비교할 수 있는데, 이를 기관지 확장제 반응 검사법이라고 한다. 기관지 확장제를 사용하기 전 측정한 FEV_1 또는 FVC 값과 비교하여 기관지

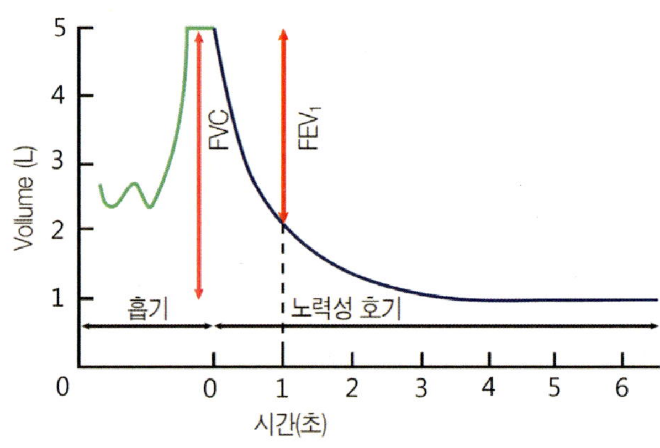

[그림 9-2] 최대노력성 호기곡선

확장제 사용 후 측정한 FEV_1 또는 FVC 값이 12% 그리고 $200ml$ 이상이 증가하는 경우를 양성 기관지 확장제 반응(positive bronchodilator response)이라고 한다. 양성 기관지 확장제 반응은 천식의 진단 기준 중 하나이며, 기관지 과민성을 증명하는 데 이용된다.

9.2.1.2 유량-용적 곡선(flow-volume curve)

기존의 폐활량 측정법은 시간에 따른 폐용적의 변화(유량)를 측정하여 최대 노력성 호기곡선으로 기록한다. 이와 비교하여, 유량-용적 곡선은 최대 노력성 흡기와 호기를 시행하여 구한 폐활량(volume)과 유량(flow)의 변화를 각각 y축과 x축에 표기한 그래프이다. 시간에 따른 유량의 변화가 용적이기 때문에 이론적으로는 최대 노력성 호기곡선과 유량-부피 곡선은 같은 자료를 다르게 보여주는 그래프일 뿐이다. 하지만, 유량-용적 곡선은 자료를 다른 방법으로 제시함으로써 폐활량 자료를 직관적으로 보여주는 장점이 있다.

1) 측정 방법

① 폐활량 측정기를 통해 편안히 숨을 들이마시고 내쉬게 하면, 1회 호흡량(tidal volume)에 해당되는 들숨과 날숨이 그래프에 측정이 된다(그림 9-3 ①-③).

② 환자에게 숨을 최대한 깊게 들이마시고 내쉬게 한다(그림 9-3 ④).

③ 숨을 최대한 깊게 들이마시고 내쉰 잔기량(residual volume, RV)에서 최대한 숨을 빠르고 깊게 들이마시면 폐용량(total lung capacity, TLC)에 도달한다. 이후 최대한 빨리 숨을 끝까지 내쉬면 다시 잔기량에 도달하는데(TLC→RV), 이때 측정된 폐용적의 변화와 유량의 변화를 기록한 그래프가 유량-용적 곡선이다(그림 9-3 ⑤-⑥).

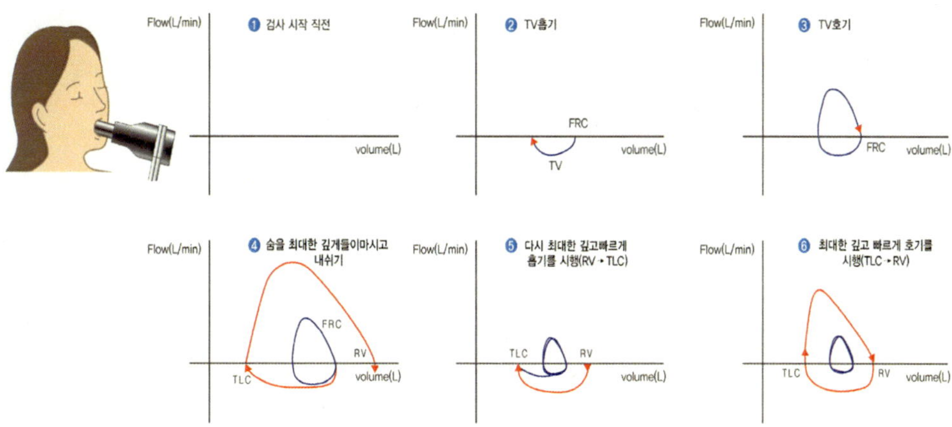

[그림 9-3] 유량-용적 곡선 측정법

9.2.2 폐용적(lung volume)

평소대로 1회 들이마시고 내쉬는 호흡량을 1회 호흡량이라고 하고, 1회 호흡량을 들이마시고 내쉰 직후의 폐용적을 기능적 잔기용량(functional residual capacity, FRC)이라고 한다. 기능적 잔기용량에서 최대한 공기를 들이마신 폐용적이 흡식용량(inspiratory capacity, IC)인데, 이때의 총 폐용적을 전폐용량(TLC = FRC +IC)이다. 이와 반대로, 기능적 잔기용량에서 최대한 공기를 내쉰 용적을 호기용량(expiratory reserve volume, ERV)이라고 하며, 이때의 폐용적을 잔기량(RV)이라고 한다. 어떤 사람이 최대로 들이마시거나 내쉴 수 있는 최대 폐용적, 즉 가장 큰 폐용적인 전폐용량과 가장 작은 용적인 잔기량의 차이를 폐활량(vital capacity, VC)이라고 한다(그림 9-4).

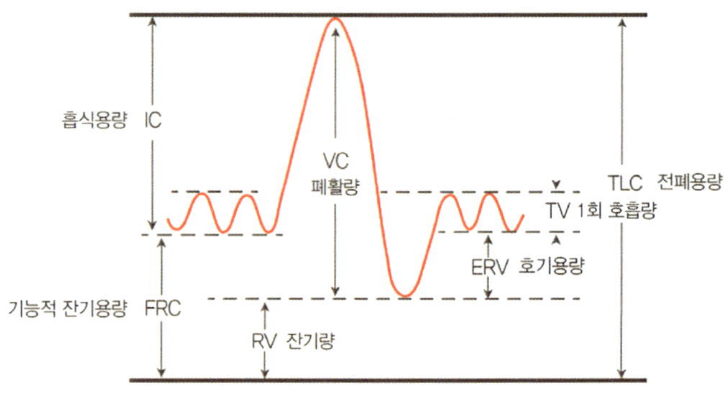

[그림 9-4] 폐용적

9.2.2.1 폐용적의 측정

폐용적을 측정하는 대표적인 방법에는 기체 희석법과 체적 변동 기록법(body ple-thysmography)이 있다. 이 중 임상에서 가장 흔히 사용되는 방법인 체적 변동 기록법에 대해 알아보자.

1) 체적 변동 기록법

체적 변동 기록법은 온도가 일정한 조건에서는 압력과 부피의 곱이 일정하다는 보일의 법칙을 이용한 검사법이다. 체적 변동 기록법으로 폐용적을 측정하기 위해서는 환자가 들어갈 수 있는 공기 밀폐실이 필요하다. 환자는 밀폐실에서 호흡유량계를 이용하여 검사를 시행한다.

2) 검사 원리

호흡을 시작하기 전 환자의 폐포압을 P라고 하고, 폐용적를 V라고 하자. 만약 호흡량의 변화가 발생하여 dV와 dP의 변화가 일어났다고 하면, 보일의 법칙에 의해 [식 1]과 같은 공식이 성립한다.

① 가정

$$P \times V = (P + dP) \times (V + dV) \tag{식 1}$$

환자의 호흡에 의해 변화되는 dP는 상대적으로 매우 작으므로 [식 2]와 같은 공식이 성립된다.

$$V = P \times dV/dP \tag{식 2}$$

② dV/dP의 측정

환자가 호흡유량계를 통해 헐떡거리듯이 지속적으로 빠르게 흡기와 호기를 반복(panting)하면 밀폐기의 공기압의 변화가 발생한다. 이 변화를 오실로스코프에 기록하여 그래프를 얻으면, dV/dP를 구할 수 있다. 밀폐기마다 dP에 따른 dV의 변화량이 제공된다(그림 9-5 ①).

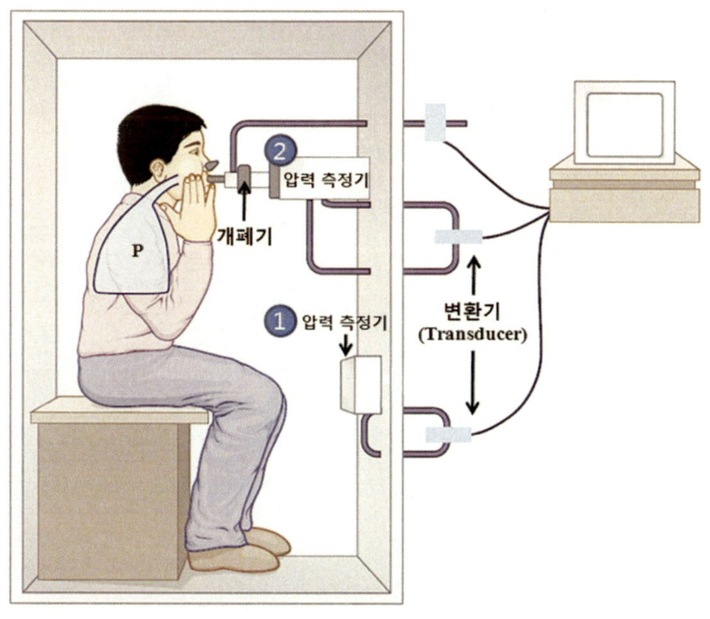

[그림 9-5] 체적변동 기록법

③ 폐포압(P)의 측정

호흡 유량계에는 개폐기가 존재한다. Panting 도중에 개폐기를 막아 구강과 폐 사이에 기류가 없는 상태를 만들면 폐포압은 구강압과 거의 같게 된다. 이렇게 측정한 구강압으로 폐포압을 대신할 수 있다(그림 9-5 ②).

9.2.3 확산능

가스가 폐포에서 폐모세혈관으로 얼마나 잘 이동하는지를 반영하는 지표가 확산능이다. 확산능을 측정하기 위해 가장 흔히 사용되는 방법은 단회 호흡 폐확산능 측정법(single breath holding method)이다.

9.2.3.1 단회 호흡 폐확산능 측정법

단회 호흡 폐확산능의 측정법은 다음과 같다.

① 0.3% 일산화탄소, 10~20%의 헬륨, 산소가 혼합된 가스를 최대한 깊게 들이마신다.

② 10초간 호흡을 멈춘 후 내쉰 가스에서 적외선 분석기로 헬륨과 일산화탄소 농도를 측정한다(해부학적 사강의 가스는 제외).

③ Krogh의 공식에 의해 일산화탄소 확산능을 계산한다.

$$D = V_A \times 60/t \times [1/(P_B\text{-}47)] \times \ln [F_ACOo/F_ACO_T]$$

D = 폐확산능, V_A = 폐포용적, P_B = 대기압, F_ACOo = 호흡을 멈추기 시작했을 때의 폐포 내 CO 분획, F_ACO_T = 호흡을 다시 쉬기 시작하기 직전의 폐포 내 CO 분획, t = 숨을 멈춘 시간

9.2.4 6분 도보검사

6분 도보검사는 환자의 운동능력을 객관적으로 평가할 수 있는 가장 쉬운 검사 중 하나이다. 약 30m 정도의 단단하고 평평한 복도 외에 특별한 운동 기구나 검사자가 필요하지 않다는 장점을 가지고 있다. 운동 후 총 이동 거리, 호흡곤란, 피로감(Borg scale로 평가), 말초 산소포화도와 맥박을 기록한다(산도포화도와 맥박의 기록은 선택사항).

9.3 호흡기계 질환과 폐기능

9.3.1 호흡기계 질환과 폐활량

기능적으로 호흡기계 질환은 크게 폐쇄성 폐질환(obstructive lung disease)와 제한성 폐질환(restrictive lung disease)으로 분류할 수 있다. 폐활량 지표 중 FEV_1/FVC는 폐쇄성 폐질환과 제한성 폐질환을 구분하는 데 매우 중요한 역할을 하며, FEV_1은 천식과 폐쇄성 폐질환의 중증도, 진행, 예후를 평가하는 가장 중요한 지표이다(표 9-1). 대표적인 폐쇄성 폐질환에는 천식, 기관지 확장증, 기관지염, 만성폐쇄성폐질환 등이 있으며, 제한성 폐질환에는 간질성 폐질환 등이 있다. 폐외 질환들도 제한성 폐질환을 유발할 수 있는데, 근무력증과 같은 신경병증이나 흉곽의 기형 등이 그 예이다.

[표 9-1] 호흡기계 질환과 폐활량 지표

	정상	폐쇄성 폐질환	제한성폐질환
FEV_1/FVC(1초간 노력성 폐활량/노력성 폐활량)	≥ 70%	< 70%	≥ 70%
FVC(노력성 폐활량)	≥ 80% predicted	≥ 80% predicted	< 80% predicted
FEV_1(1초간 노력성 폐활량)	≥ 80% predicted		

9.3.2 호흡기계 질환과 폐용적

폐쇄성 폐질환에서는 주로 폐용적의 증가가 발생하는 반면, 제한성 폐질환에서는 폐용적의 감소가 발생한다. 폐쇄성 폐질환에서 폐용적이 증가하는 이유는 정상인과 비교하여 호기 시 기도가 빨리 닫히기 때문이다. 반면, 제한성 폐질환에서는 정상인과 비교하여 흡기 시 폐의 팽창이 잘 일어나지 않기 때문에 폐용적의 감소가 발생한다(표 9-2).

[표 9-2] 호흡기계 질환과 폐용적의 변화

폐용적	폐쇄성 폐질환	제한성 폐질환
전폐용량(TLC)	정상 또는 증가	감소
폐활량(VC)	정상 또는 감소	감소
기능적 잔기용량(FRC)	증가	정상 또는 감소
잔기량(RV)	증가	다양

9.3.3 폐기능을 측정하는 의료기기의 최신 동향

9.3.3.1 이동식 폐활량 측정기

병의원에 내원하여 측정하는 폐기능 검사는 일상생활에서 나타나는 환자의 폐기능 상태를 반영하지 못하는 단점이 있다. 이러한 단점을 보완하고자 이동식 폐활량 측정기(portable spirometer)가 고안되었는데, 이동식 폐활량 측정기는 환자가 일상생활을 하는 동안 발생하는 폐기능의 변화를 측정하고 기록할 수 있는 장점을 가지고 있다. 따라서 특정 작업 환경에서만 폐기능의 저하가 나타나는 직업성 천식의 진단에 유용하며, 천식이나 만성폐쇄성 폐질환의 폐기능 모니터링 등에 유용한다. 최근에는 이동식 폐활량 측정기로 측정한 폐기능을 블루투스나 와이파이로 스마트폰과 연결하여 폐활량을 측정하고 실시간으로 그 정보를 저장할 수 있는 제품이 출시되어 보다 간편하게 폐활량을 기록할 수 있도록 돕고 있다. 병의원에서는 이러한 자료를 통해 환자의 폐기능을 보다 정확하게 파악할 수 있을 것으로 기대된다. 또한 스마트폰의 GPS는 폐기능을 측정한 장소, 온도 등에 대한 정보도 제공할 수 있다.

9.4 ▸ Summary

- **호흡기계의 해부학/생리학**
  호흡기계는 기도, 폐, 흉곽으로 구성되며 대기의 산소를 폐를 통해 우리 몸에 공급하고 우리 몸의 대사산물인 이산화탄소를 제거하는 역할을 한다.

- **폐기능 측정 관련 의료기기**
  - 기본 원리: 폐활량은 환자의 호흡량을 폐활량 측정기로 측정해 최대 노력성 호기곡선이나 유량-용적 곡선으로 기록한다. 폐용적은 밀폐된 폐용적기 안에서 호흡 시 나타나는 압력 변화를 측정해서 구한다. 폐확산능은 들숨과 날숨 후 발생하는 일산화탄소의 농도 차이를 측정해서 구한다.
  - 임상적 응용: 폐기능의 평가는 호흡기계 질환의 진단, 중증도 평가, 치료 반응을 모니터링하는데 매우 중요하며, 폐기능은 폐활량, 폐용적, 폐확산능, 도보검사 등을 측정해서 평가한다.
  - 기술 개발 동향: 최근 스마트 의료기기의 발달로 인하여 이동식 폐활량 측정기의 발전이 눈부시다. 스마트폰과 연동된 이동식 폐활량 측정기는 측정한 폐기능 정보를 스마트폰에 쉽게 기록하고 보관할 수 있으므로 환자의 평소 폐기능을 보다 정확하게 제공할 수 있을 것이다.

9.5 Reference

김원동 외, 2005. 폐기능검사, 울산대학교 출판부, 울산.

이현, 2010. 쏙쏙 들어오는 호흡기 생리, 군자출판사, 서울.

Dee UnglaubSilverthorn, 2007. HUMAN PHYSIOLOGY: AN INTEGRATED APPROACH, 4th edition, Life, Pearson Education, Inc, publishing as Benjamin Cummings.

Miller MR, Hankinson J, Brusasco V, Burgos F, Casaburi R, Coates A, Crapo R, Enright P, van der Grinten CP, Gustafsson P, Jensen R, Johnson DC, MacIntyre N, McKay R, Navajas D, Pedersen OF, Pellegrino R, Viegi G, Wanger J., 2005. Standardisation of spirometry, Eur Respir J, 26, 319-38.

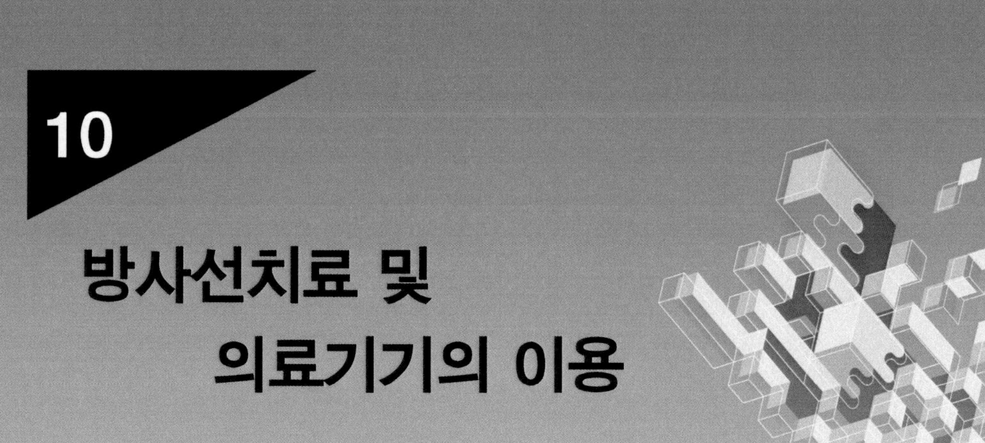

방사선치료 및 의료기기의 이용

10.1 방사선치료의 이해

10.1.1 방사선치료 및 방사선종양학

방사선치료는 전리방사선(ionizing radiation)을 이용하여 악성 종양(때때로 양성 질환을 포함)을 치료하는 임상분야이다. 방사선치료와 연관하여, 암의 원인, 예방, 치료에 대한 지식을 다루는 학문이 방사선종양학이다. 이는 수술 및 항암요법과 함께 암 치료의 한 축을 담당하고 있다.

10.1.2 전리방사선을 이용한 암의 치료

전리방사선이란 원자를 이온화시킬 수 있거나, 전리입자를 방출할 수 있도록 충분한 에너지를 가진 방사선을 말하며, 엑스선(X-ray) 혹은 감마선(γ-ray)을 포함하는 광자(photon), 중성자(neutron), 전자(electron), 양성자(proton) 그리고 중입자(heavy charged particles) 등이 그 예가 되겠다. 전리방사선의 생물학적 효과는 DNA 손상을 통해 나타난다. 전리방사선은 직접적으로 DNA 손상을 일으키거나, 생체 내의 물과 반응하여 라디칼(radical)을 형성하여 간접적으로 DNA 손상을 일으키게 된다.

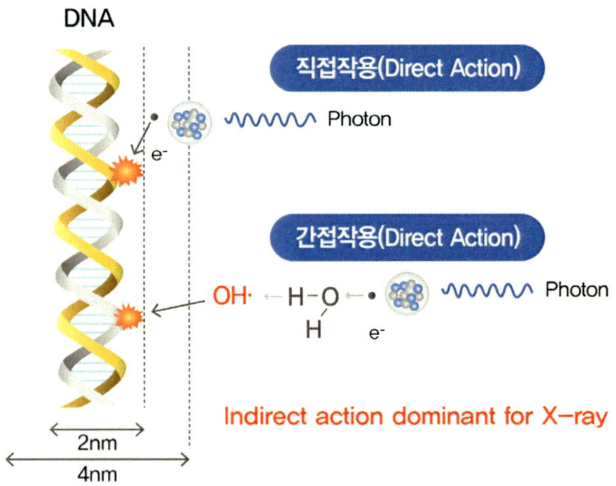

[그림 10-1] 전리방사선의 DNA 손상

10.1.3 치료용 방사선의 생성

암 치료에 가장 많이 사용하는 전리방사선은 엑스선과 전자선이다. 이는 선형가속기 (linear accelerator)라는 방사선 발생장치를 통해 발생한다. 이러한 선형가속기의 기본 구성은 그림 10-2와 같다. 선형가속기는 전자를 발생시켜 가속관(accelerator tube)에서 클라이스트론에서 발생한 증폭된 마이크로웨이브를 이용해 전자를 가속하고, 이를 텅스텐 표적(target)과 충돌시켜 엑스선을 발생시킨다. 발생한 엑스선은 선속평탄여과판(flattening filter)을 통해 강도를 일정하게 만들어서 콜리메이터를 통해 불규칙한 모양을 치료 조사 모양으로 조정하게 된다(그림 10-2).

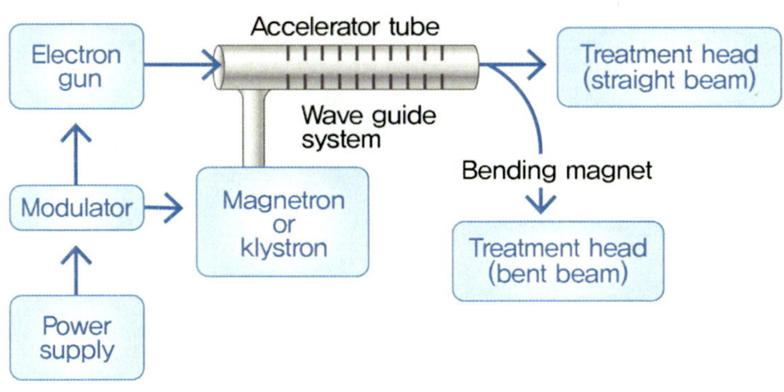

[그림 10-2] 선형가속기의 기본 구성

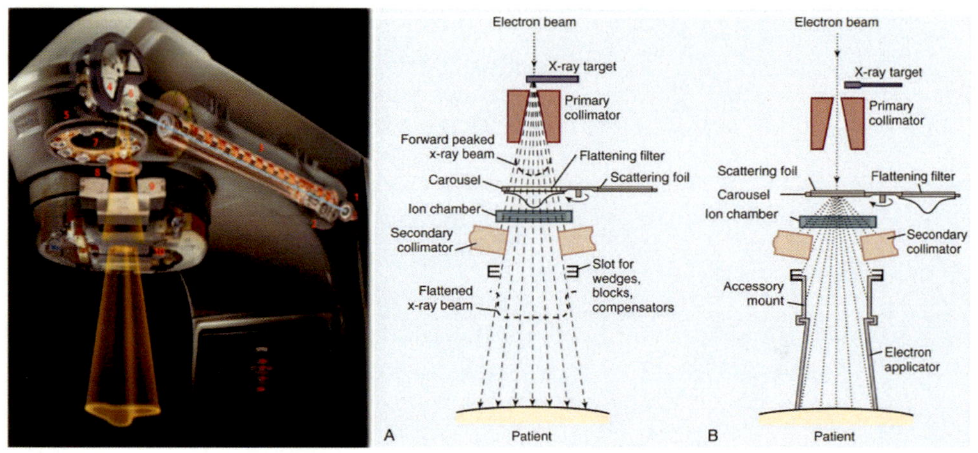

[그림 10-3] 선형가속기를 이용한 엑스선 및 전자선의 치료

양성자 혹은 중입자는 사이클로트론(cyclotron)이나 싱크로트론(synchrotron)과 같은 입자가속기를 이용하여 가속하여 치료목적에 적합한 높은 에너지를 만들게 된다. 원리는 전하를 띤 입자를 전기장과 자기장을 이용하여 원하는 에너지를 얻을 때까지 가속시키는 것이다.

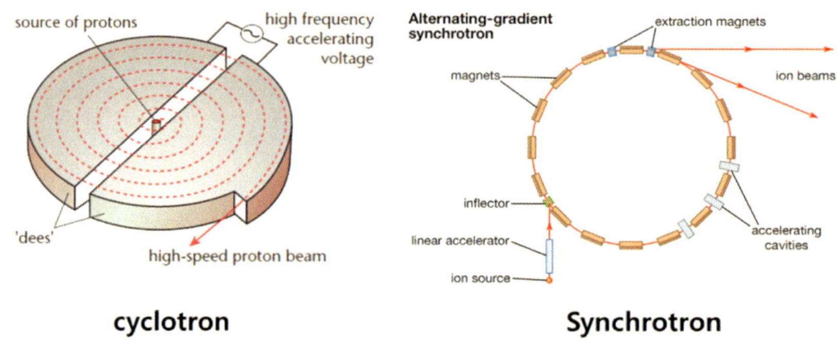

[그림 10-4] 사이클로트론과 싱크로트론의 원리

동위원소가 붕괴하면서 발생하는 감마선을 이용하여 근접방사선치료를 시행한다. 감마선은 동위원소에서 거리가 멀어질수록 급격하게 에너지가 감소하여, 가까이 있는 종양 부위에는 많은 선량을 조사하고 거리가 떨어진 정상 조직은 보호할 수 있는 장점이 있다. 다양한 삽입 기구 혹은 카테터를 이용하여 선원을 치료 부위에 이동시켜 치료하거나, 직접 밀봉선원을 삽입하는 방법을 사용하기도 한다.

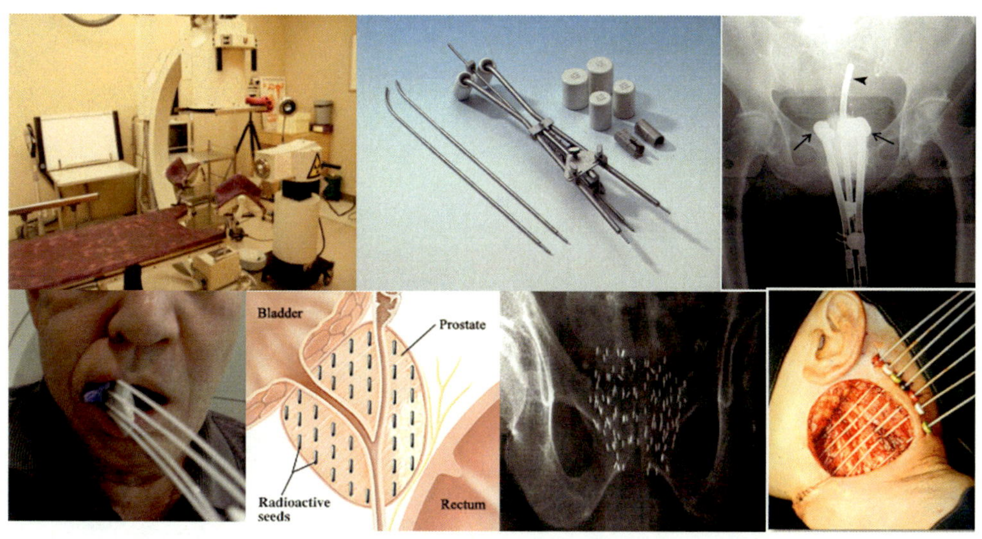

[그림 10-5] 다양한 형태의 근접방사선치료

10.1.4 방사선치료의 임상적 이용

방사선 발생장치를 통해 발생한 전리방사선을 외부에서 치료 부위에 조사하거나, 동위원소에서 발생한 감마선을 이용하여 치료 부위와 근접시켜 암 치료에 이용하게 된다. 뇌암, 두경부암, 폐암을 비롯하여, 림프종, 비뇨기암, 피부암에 이르기까지 거의 모든 악성 종양의 치료에 방사선이 이용된다. 방사선 단독 혹은 항암요법과 병행하여, 종양의 완전 치유를 목적으로 방사선치료를 시행하기도 하며, 수술 전 혹은 후에 사용하여 재발의 위험도를 낮추기 위한 목적으로 사용되기도 한다. 또한 전이암을 가진 환자에서는 통증을 완화시키거나, 종양으로 인한 여러 증상을 완화시키기 위한 목적의 고식적(palliative) 치료를 위해 사용하기도 한다.

또한 양성척수종양, 이소성골화증(heterotopic ossification), 삼차신경통, 켈로이드, 갑상선안질환 등의 양성 질환의 치료에도 방사선을 사용하고 있다.

10.2 방사선치료의 과정 및 의료기기의 이용

방사선치료가 필요한 환자에게 원하는 치료 부위에 정확히 방사선을 조사하고, 불필요한 정상 조직에는 조사되는 방사선량을 최소화하기 위해서는 일련의 준비 과정들을 필요로 한다. 이 과정 중에 다양한 의료기기가 사용된다.

10.2.1 환자 고정(immobilization) 및 모의치료(simulation)

방사선 발생장치를 통해 외부에서 방사선을 조사시키기 위해서는 환자가 편안하게 재현성 있는 고정된 자세로 위치해야 한다. 이를 위해 모의치료 과정에서 다양한 기구를 이용하여 적절한 치료 자세를 유지하고 자세의 재현성을 확보하도록 한다.

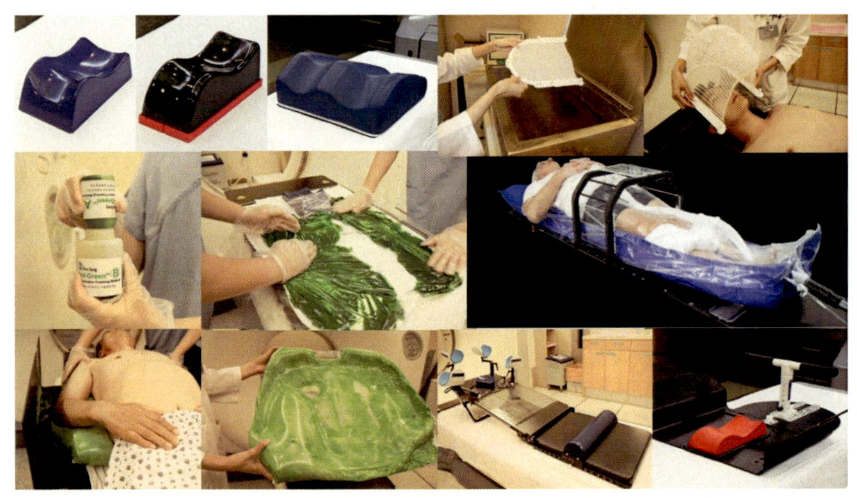

[그림 10-6] 다양한 고정기구의 제작

환자를 고정기구를 이용하여 자세를 잡은 이후, 모의치료를 시행한다. 모의치료는 치료 부위를 정하는 작업이며, 투시영상을 이용한 2D 모의치료와 전산화단층촬영 영상을 이용한 3D 모의치료가 있다. 최근에는 호흡동조장치를 이용하여 전산화단층촬영 영상을 얻는 4D 모의치료까지 시행하고 있다. 이는 폐암과 같이 호흡에 따라 움직이는 종양을 치료할 때 종양의 움직임을 정확히 파악하여 치료 범위에서 빠지지 않도록 하거나, 환자의 호흡을 멈추거나 특정 호흡 주기만을 치료에 이용하여 치료 범위를 최소화하고 정상장기의 손상을 줄이도록 하는 데 목적이 있다.

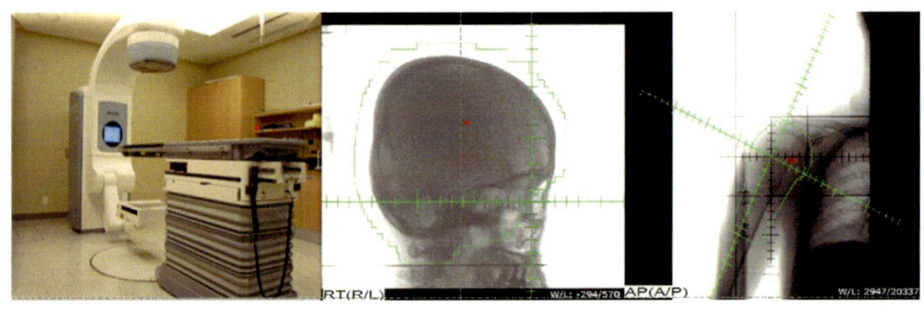

[그림 10-7] 2D 모의치료를 이용한 고식적 목적의 전뇌 방사선 및 상완골부위
방사선 모의치료

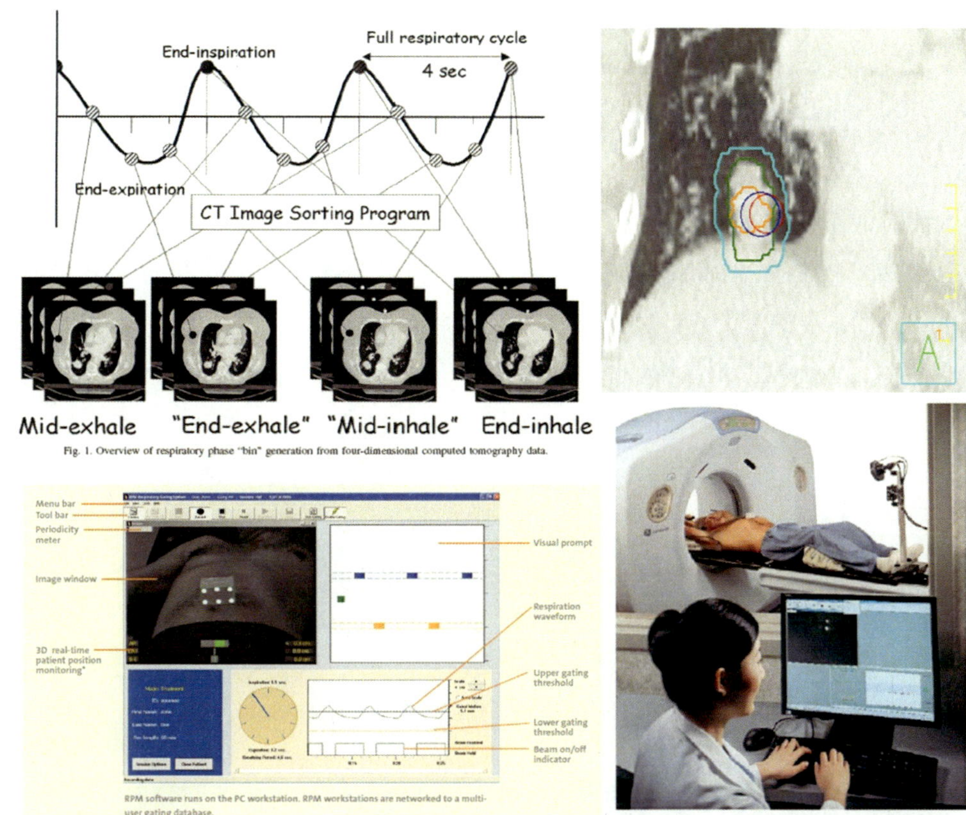

[그림 10-8] 4D 모의치료를 통해 호흡동조 영상을 얻는 알고리즘 및 호흡조절 의료기기

10.2.2 표적체적(target volume) 결정 및 방사선치료계획 수립(radiation therapy planning)

전산화단층촬영을 통해 얻어진 영상들은 방사선치료계획 수립을 위해 치료계획장치 (treatment planning system)로 전송된다. 치료계획장치를 통해 방사선종양학과 전문의는 표적체적, 즉 치료 범위를 결정하고, 표적체적에 방사선량이 집중되고 주위 정상장기에 조사되는 방사선량이 최소화할 수 있도록 치료계획을 수립한다. 치료계획장치는 다양한 알고리즘을 통해 치료계획을 통해 실제 환자에서 조사되는 선량을 계산해서 전산화단층촬영을 통해 얻어진 영상이미지에 보여 준다. Pinnacle(Philips), Eclipse(Varain), iPlanRT(Brainlab) 등 몇 개의 상용화된 프로그램을 흔히 사용하고 있다.

방사선치료 계획은 전산화단층촬영 영상을 이용하여 방사선이 조사되는 수 개의 빔의 각도 및 선량 분포 등을 결정하여 최적의 치료 계획을 만들어내는 3차원 입체조형 방사선치료(three-dimensional conformal radiation therapy)와 복잡한 컴퓨터프로그래밍을 통해 방사선 조사면을 잘게 나누어 각 조사면의 방사선 세기를 달리함으로써, 종양에는 좀 더 방사선이 집중되고 정상 장기에는 방사선 양을 줄일 수 있도록 하는 세기조절방사선치료(intensity-modulated radiation therapy)를 주로 사용하고 있다.

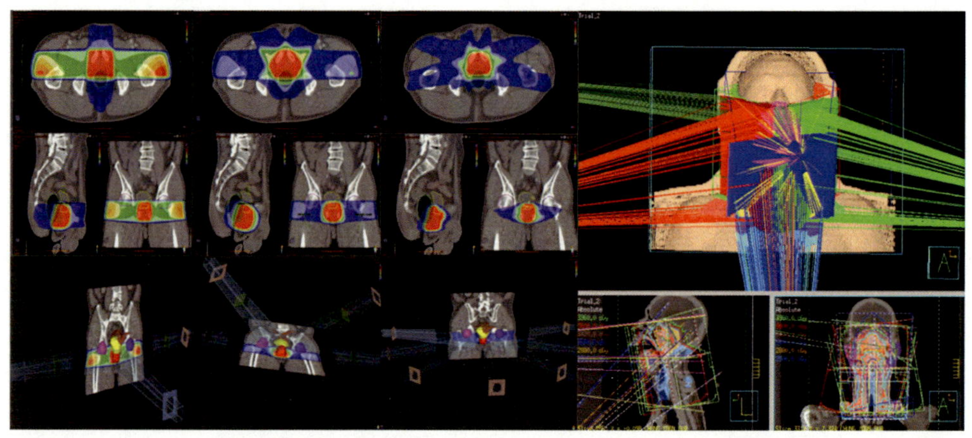

[그림 10-9] 전립선 및 두경부암의 3차원 방사선치료 계획

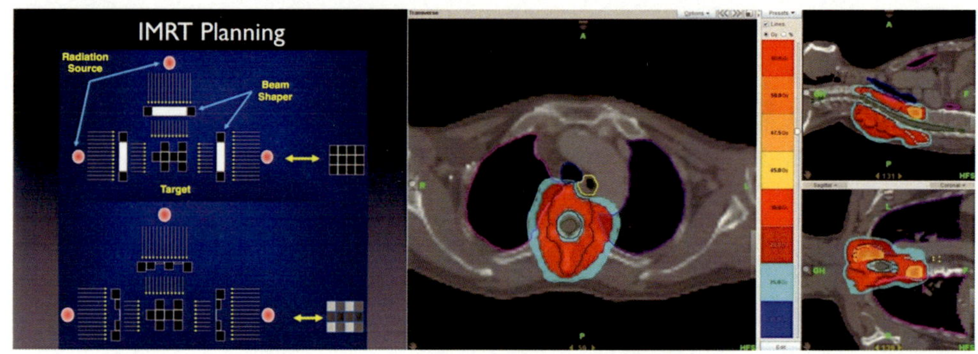

[그림 10-10] 세기조절 방사선의 원리와 세기조절방사선치료를 통한 척수신경 보존 치료계획

10.2.3 방사선정도관리(quality assurance)

세기조절방사선치료와 같은 컴퓨터를 이용한 복잡한 치료계획이 많이 사용되면서, 계획된 방사선치료가 실제로 방사선 발생장치를 통해 정확히 조사되는지에 대한 검증이 더 중요해졌다. 이는 방사선 안전관리 차원에서 매우 중요한 과정으로 방사선물리학자가 담당하고 있다. 정도 관리의 정확도를 높이고, 효율적으로 시행하기 위해 다양한 기기들이 개발되어 사용되고 있다.

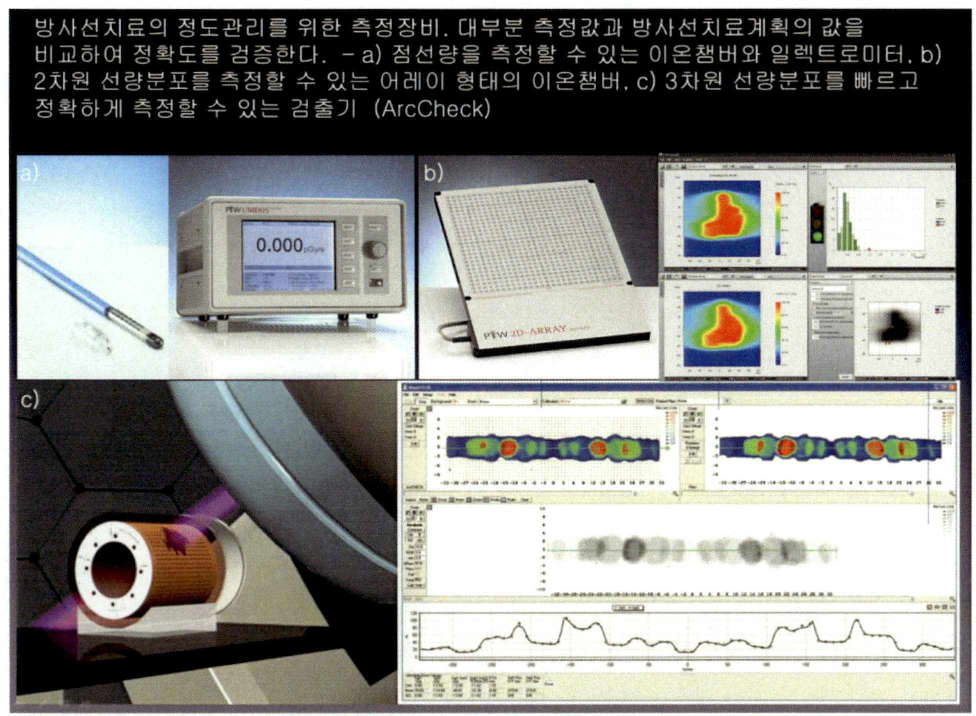

[그림 10-11] 방사선정도관리를 위한 측정장비

10.2.4 치료 전 검증(verification) 및 영상유도 방사선치료(image-guided radiation therapy)

방사선을 원하는 부위에 정확히 조사하기 위해서는 방사선 치료실에서 환자를 모의치료와 같은 자세로 셋업 후 치료계획장치에서 계획했던 대로 정확히 위치하였는지 검증하는 작업을 수행하게 된다. 예전에는 필름을 위치시켜 전후 및 측면에서 고에너지 방사선을 조사하여 모의치료 시에 얻어진 영상과 비교하여 검증하는 방법을 사용하였으나, 최근에는 필름 대신 방사선 발생장치에 장착되어 있는 장비를 이용하여 전기적검교정영상(electronic portal imaging)을 얻을 수 있게 되었다. 또한 영상의 질을 높이기 위해 방사선 발생장치에 kilovoltage 영상 장비를 장착하고 있다. 또한 이렇게 장착된 On-board imager를 회전시켜 전산화단층촬영과 같은 3차원 영상을 얻는 콘빔영상도 가능해졌다. 뿐만 아니라 종양 주위에 표지자를 삽입하고 이 위치를 확인해서 치료의 정확도를 높이거나, 초음파나 비디오 영상을 이용하여 치료 위치를 확인하는 방법들도 이용되고 있다. 이렇게 다양한 영상기법의 발달로 인해, 이를 이용하여 치료의 정확도를 높이는 방사선치료를 영상유도 방사선치료라고 한다.

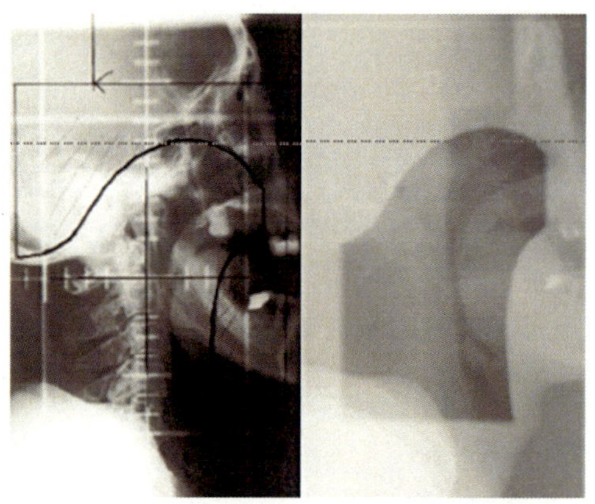

[그림 10-12] 필름을 이용한 치료 전 검증

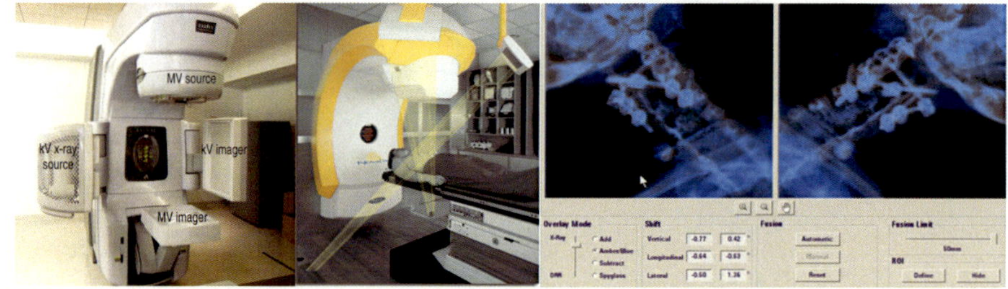

[그림 10-13] 선형가속기에 장착된 On-board imager 및 Exactrac

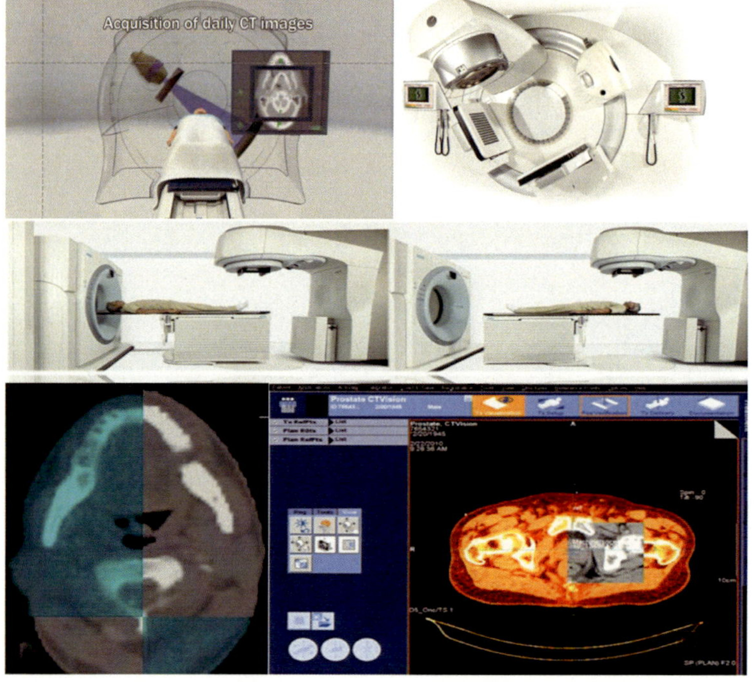

[그림 10-14] 3차원영상을 이용한 검증: 콘빔영상, In-room CT

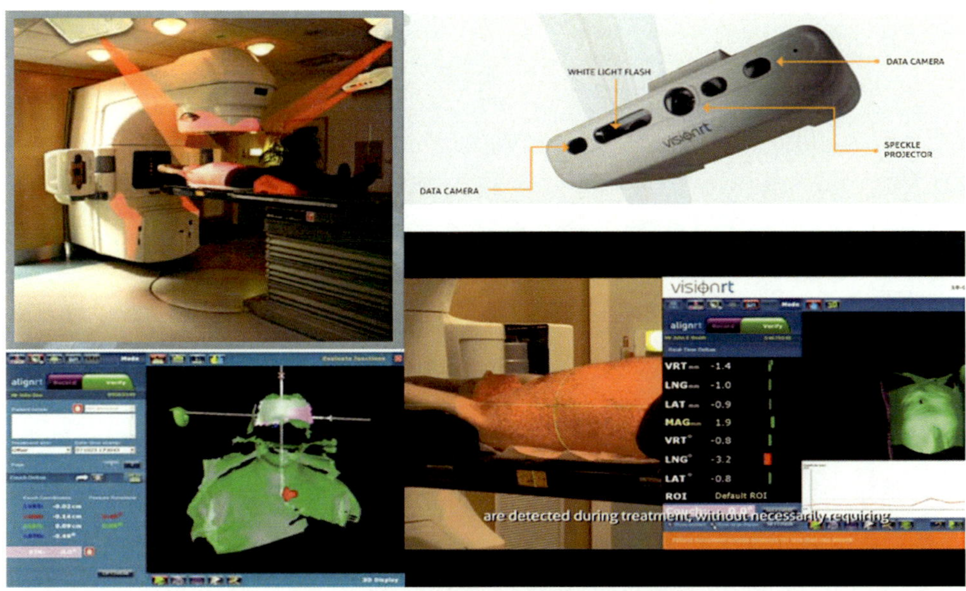

[그림 10-15] 비디오영상을 이용한 검증

10.3 다양한 방사선 발생장치

최근 기술의 발달로 인해 로봇 팔에 선형가속기를 부착하여 정위방사선수술에 효과적으로 개발한 사이버나이프, 2.5㎜ 초정밀 다엽콜리메이터를 장착한 노발리스 TX, 선형가속기와 전산화단층촬영장치를 융합한 토모테라피, 자기공명영상과 방사선치료기를 결합시킨 뷰레이 등 다양한 형태의 방사선 발생장치들이 개발되고 있다. 이로 인해 방사선치료의 정확도 및 효과를 더욱 높일 수 있게 되었다.

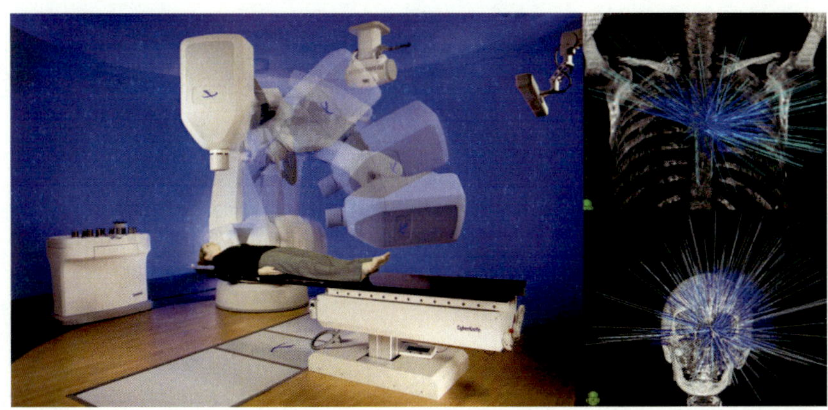

[그림 10-16] 사이버나이프

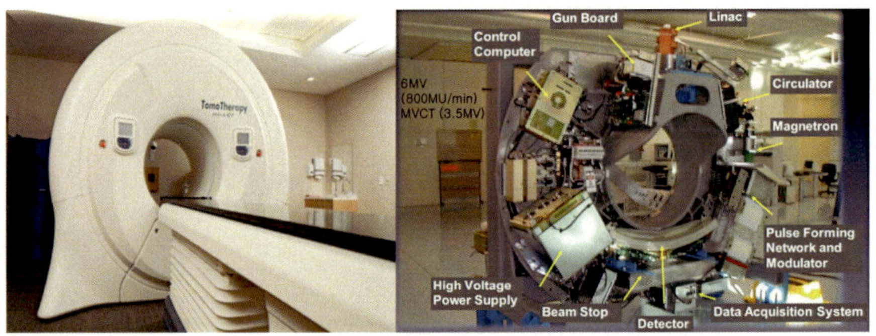

[그림 10-17] 토모테라피

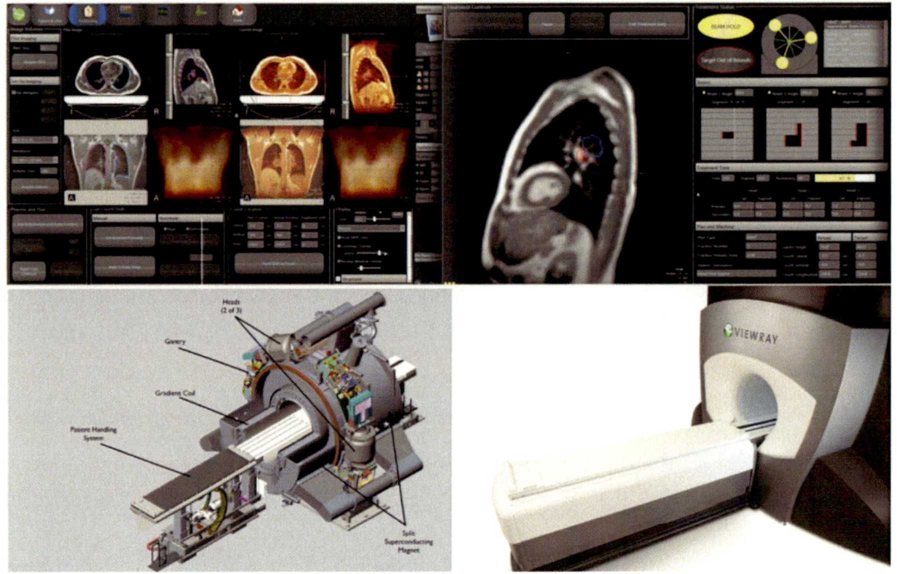

[그림 10-18] 뷰레이

10.4 양성자치료(Proton therapy)

양성자치료는 사이클로트론 혹은 싱크로트론을 통해 양성자를 가속하여 이를 치료에 이용하는 것이다. 양성자는 지속적으로 방사선에너지를 방출하는 엑스선과 달리 체내에서 목표지점에 도달하기 전까지는 방사선에너지를 거의 방출하지 않다가 목표지점에 도달하면 대부분의 에너지를 발산하는 브래그피크(Bragg peak)라는 물리적 성질을 지니고 있다. 이를 통해 종양에만 집중적으로 방사선에너지를 전달하고 주위 정상 조직에는 최소화하여, 치료 효과를 높이고 부작용을 줄일 수 있다. 사이클로트론 혹은 싱크로트론에서 발생한 양성자는 양성자전송시스템을 통해 각 치료실의 갠트리로 이동한 후 노즐을 통해 환자에게 조사된다. 싱크로트론 및 회전식 갠트리(약 3층 높이)의 규모가 매우 커서 매우 넓은 공간과 많은 공사비용을 필요로 한다. 최근에는 이를 좀 더 압축하여 공간 및 비용을 줄이려는 시도들이 있고, MEVION이라는 양성자치료기가 상용화되어 설치 중에 있다.

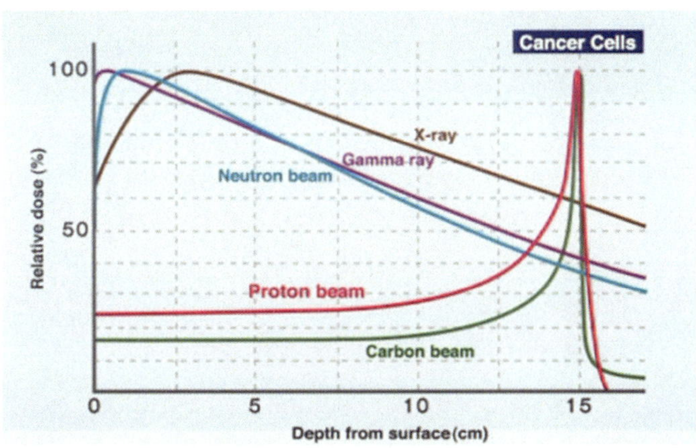

[그림 10-19] 브래그피크

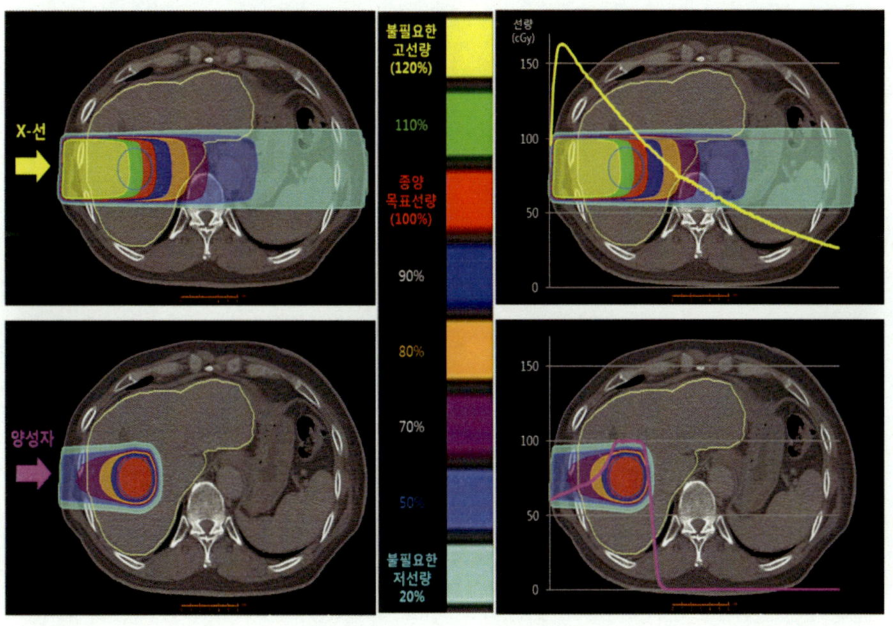

[그림 10-20] 양성자치료와 엑스선치료의 방사선량 분포 비교

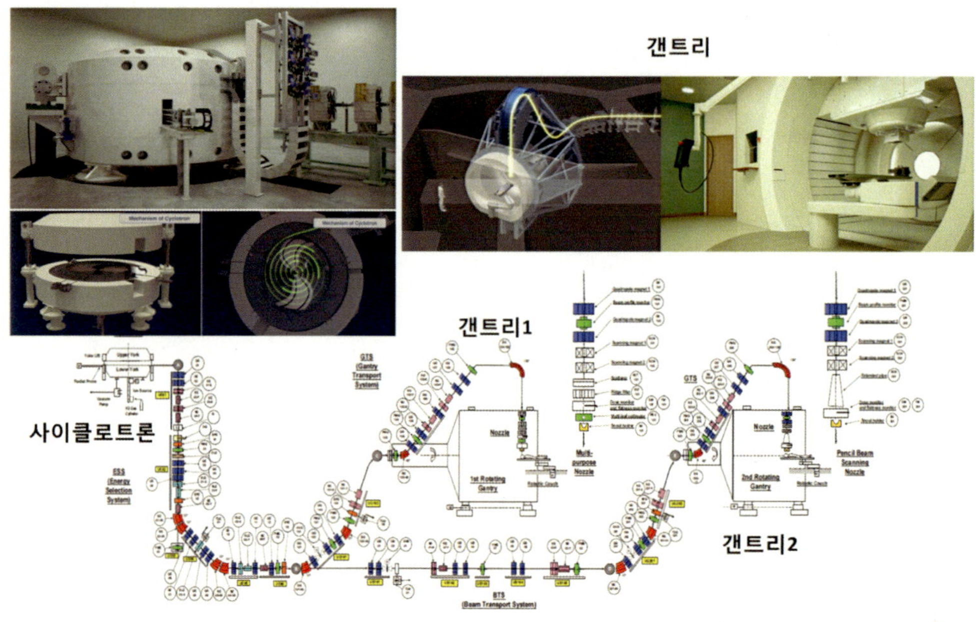

[그림 10-21] 양성자치료기 모식도

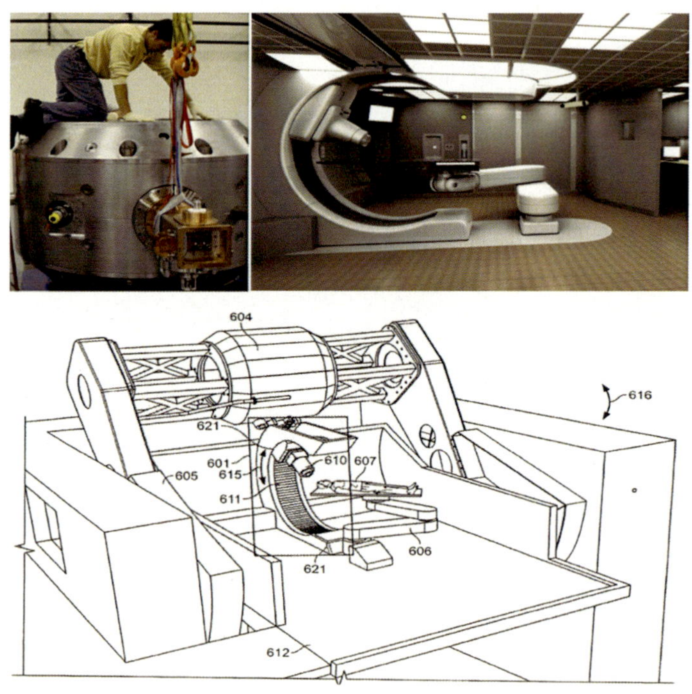

[그림 10-22] MEVION 치료기 모식도

10.5 Reference

Faiz M Khan 외, The physics of radiation therapy.

Thomas F, DeLaney, Hanne M, Kooy 외, Proton and charged particle radiotherapy, Philadelphia, PA: Lippincott Williams & Wilkins; 2008. 27-32.

Perez and Brady's Principle and practice of radiation oncology, 6th edition, Philadelphia, PA: Lippincott Williams & Wilkins.

Leibel and Philips 외, Textbook of radiation oncology, 3rd edition, 193~211, 1493~1509.

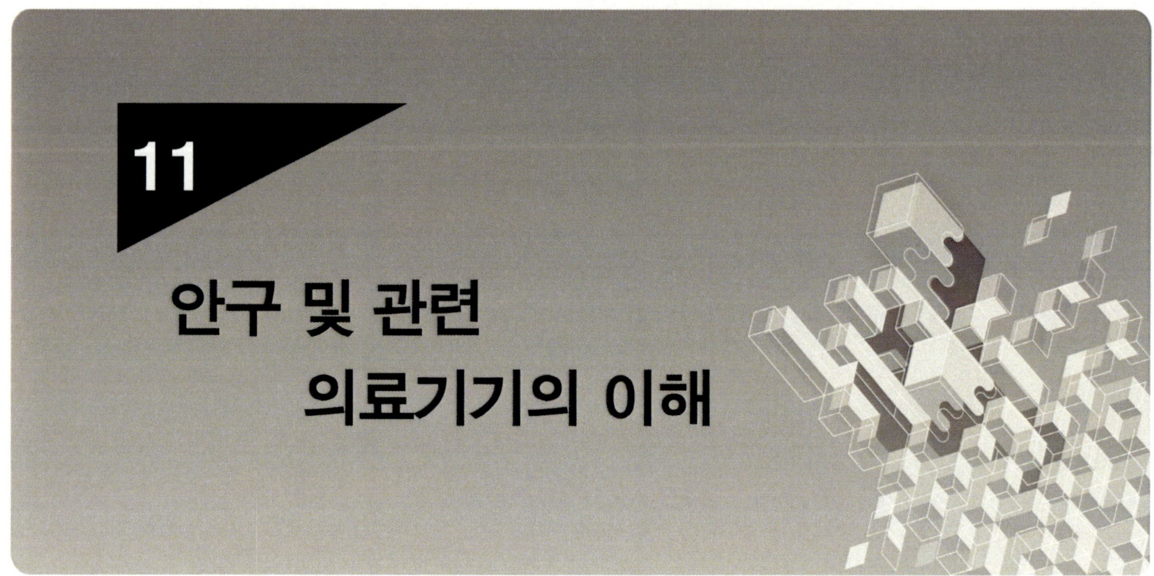

안구 및 관련 의료기기의 이해

11.1 ▶ 안구의 이해

11.1.1 안구의 해부학/생리학적 이해

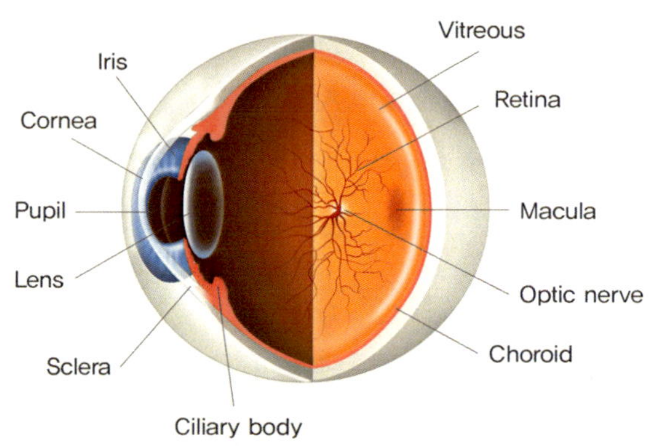

[그림 11-1-a] 눈의 구조

눈은 시각을 담당하는 특수 감각기관으로 망막에 적절한 상이 맺히고 이를 시신경으로 전달하기에 적합한 구조로 되어 있다. 안구의 직경은 보통 24㎜ 내외이며 안축장이 길수록 근시가, 짧을수록 원시가 나타난다. 고도근시의 경우 안축장이 30㎜ 이상으로 측정되기도 한다. 눈은 앞쪽부터 각막(cornea), 전방(anterior chamber), 홍채(iris), 수정체(lens), 유리체(vitreous), 망막(retina)으로 구성되며 안구의 겉면은 표면부터 결막

(conjunctiva), 공막(sclera)으로 이루어지고 그 안쪽으로 혈관 조직인 포도막(uvea)이 있다. 포도막은 홍채, 섬모체(ciliary body), 맥락막(choroid)을 포괄하는 이름으로 혈관이 풍부한 조직이다. 안구의 겉면에는 안구를 움직이게 하는 근육(외안근)이 6가지가 존재하며 4개의 직근과 2개의 사근으로 구성된다. 안구의 주위는 눈꺼풀과 안와(orbit)로 둘러싸여 있으며 안와는 혈관, 신경, 지방 등의 결체조직과 주위를 둘러싸는 뼈로 구성된다.

각막은 투명한 결체조직으로 상피세포층(epithelial cell layer), 보우만층(Bowman's layer), 기질(stroma), 데스메막(Descemet's membrane), 내피세포층(endothelial cell layer)의 5층으로 구성된다. 내피세포는 각막 내부의 물을 전방으로 배출하여 각막의 투명도를 유지하는 데 가장 중요한 역할을 하며 기능 이상이 발생하면 각막부종이 발생해 시력저하가 나타난다.

전방은 투명한 방수가 존재하는 부분으로 섬모체에서 생성된 방수는 전방의 가장자리인 전방각의 섬유주를 통해 배출된다. 방수의 생성과 배출의 균형은 안압의 유지에 필수적이다. 섬유주의 폐쇄 등으로 방수의 배출이 감소하면 안압이 상승해 시신경이 손상되고 녹내장이 발생할 수 있다.

홍채는 빛 자극에 따라 근육이 움직여 동공의 크기 변화가 나타난다. 포도막염 등 안구 내 염증이 발생 시 홍채는 수정체, 각막 등에 유착되기도 한다.

수정체는 높은 굴절력으로 망막에 초점이 맺히게 하는 중요한 역할을 하며 수정체의 혼탁이 발생하는 것을 백내장이라 한다. 수정체는 수정체 소대라 불리우는 미세한 끈 모양의 조직에 의해 섬모체에 부착되어 있으며 수정체 소대의 결손 등 이상이 수정체 탈구가 발생할 수 있다.

안구의 내부에 가장 많은 부피를 차지하는 부분이 유리체이다. 유리체는 99%의 물과 기타 콜라겐 등 결합 단백질, 세포 등으로 이루어져 있다. 콜라겐 섬유로 인해 유리체는 gel 형태를 유지하며 연령이 증가할수록 유리체가 액화해 gel 비중이 감소하고 액체의 비율이 증가한다. 유리체의 앞과 뒤쪽으로 유리체막이 존재하며 후유리체막은 망막과 붙어있으나 노화, 안구내염증, 근시 등 여러 조건에서 망막과 분리되는 후유리체박리가 잘 발생한다. 후유리체막이 망막의 중심부인 황반, 망막 혈관, 주변부 망막 변성 등이 있는 부위에 강하게 유착되어 있는 경우가 있으며 이 경우 후유리체박리 시 후유리체막이 유착된 부위를 잡아 당겨 황반원공, 망막열공, 망막박리 등 여러 질환이 발생할 수 있다.

망막은 10개의 층으로 구성되며 빛을 직접 감지하는 광수용체세포(photoreceptor cell)와 여기에서 신호 전달을 받는 양극세포(bipolar cell), 그리고 여기에 시냅스하는 망막신경절세포(retinal ganglion cell)가 존재한다. 망막신경절세포의 축삭(axon)은 시신경

(optic nerve)을 형성한다. 이러한 시각 신호 전달을 조절하고 도와 주는 다른 신경 세포들과 교세포도 망막에 존재한다. 망막의 가장 바깥 층에는 망막색소상피세포가 있으며 이는 광수용체세포의 대사산물을 처리하고 광수용체세포 외절을 탐식하고 재생시키는 데 중요한 역할을 하는 등 광수용체세포의 유지에 필수적인 역할을 한다.

11.2 안과 질환 및 관련 의료기기

안과 질환은 크게 다섯 가지 영역으로 구분할 수 있다. 각막, 결막, 수정체 등의 전안부 질환, 유리체 및 망막 질환, 녹내장, 사시 및 시신경, 그리고 안와, 눈꺼풀 등의 안구부속기 질환을 다루는 성형안과이다.

11.2.1 전안부 질환

전안부 파트에서는 각막이식 수술, 굴절교정수술, 백내장 수술 등 다양한 수술이 이루어진다. 굴절교정수술은 레이저를 이용해 각막의 형태를 변형시켜 굴절 이상을 감소시키는 방법으로 엑시머 레이저를 이용한 LASIK(Laser-Assisted in situ Keratomileusis), LASEK(Laser-Assisted Subepithelial Keratectomy) 등의 수술이 가장 많이 이용되어 왔다. 수술 과정은 다양한 변형이 있을 수 있으나 기본적으로 LASIK의 경우 각막편(corneal flap)을 절삭기, 레이저 등의 방법을 이용해 만든 후 각막편을 옆으로 젖혀 놓고 각막 기질층을 엑시머레이저를 이용해 사전에 계산된 양만큼 깎아낸 후 다시 각막편을 덮어 주는 과정을 거친다. LASEK의 경우 알코올을 이용해 각막상피세포층을 분리시킨 후 이 부분을 젖혀 놓고 엑시머레이저를 이용해 각막을 깎아내는 방식이다. 근래에는 SMILE(Small Incision Lenticle Extraction)과 같이 Femtosecond Laser를 이용한 방법도 많이 이용되고 있다.

정시안을 목표로 충분한 각막 절삭을 하기 어려운 고도근시 눈의 경우 유수정체 안내렌즈삽입술이 이용될 수 있다. 전방 삽입과 후방 삽입의 크게 두 가지 방식으로 구분해 볼 수 있다. 전방 삽입의 경우 홍채보다 앞쪽에 인공수정체를 위치시키는 방식으로 홍채에 고정하거나 전방각(angle)에 고정되는 방식이 있다. 후방 삽입의 경우 홍채와 수정체 사이에 위치시키는 방식이다. 후방삽입의 경우 홍채가 앞으로 밀려 전방각폐쇄가 올 수 있어 미리 레이저홍채절개술을 하거나 앞뒤가 통하는 부분을 만들어 놓은 인공수정체를 사용한다.

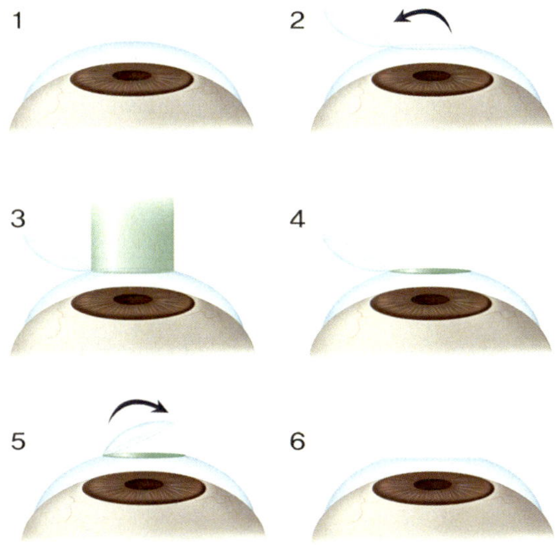

[그림 11-2-a] LASIK(Laser-Assisted in situ Keratomileusis) 수술 과정

각막이식은 기증안에서 각막을 분리해 원추각막, 각막 혼탁, 각막 천공 등이 있는 환자에게 이식하는 방식으로 이식하는 부분에 따라 전층각막이식(penetrating keratoplasty)과 부분층각막이식(lamellar keratoplasty)으로 구분한다. 전층각막이식은 각막 직경 약 1㎜ 중 중심부 8㎜ 내외의 각막을 전층으로 제거한 후 기증 각막을 실로 봉합해 고정하는 방식이다. 부분층각막이식은 각막의 표면 층만 이식하거나 내피세포층을 주로 이식하는 방법 등 다양한 방법이 사용된다. 전층 이식에 비해 수술 후 난시가 적고 거부반응이 적은 장점이 있다.

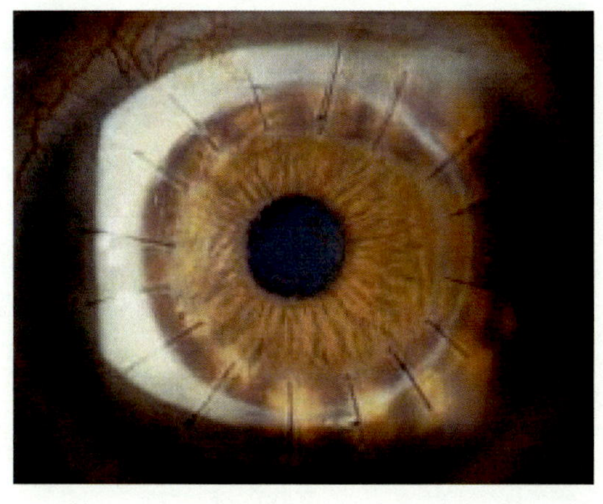

[그림 11-2-b] 전층각막이식 수술 후 각막 사진

백내장은 수정체의 혼탁이 발생해 시력이 떨어지는 질환으로 백내장 수술은 혼탁한 수정체를 제거하고 인공수정체를 삽입하는 수술이다. 현대의 백내장 수술은 초음파유화술(phacoemulsification)이 대부분 사용되고 있다. 백내장 수술 과정은 다음과 같다.

- 각막절개 → 전방에 점탄물질 주입 → 원형각막절개 → 수력분리(hydrodissection) : 수정체낭과 수정체피질을 분리시킴 → 초음파유화술 : 수정체핵을 제거→ 수정체피질 제거 → 점탄물질 주입 → 인공수정체 삽입 → 점탄물질 제거 → 각막절개창 부종 유발 또는 봉합

초음파유화술 장비는 수정체핵을 분쇄해 안구 밖으로 빨아내는 장치와 흡인한 만큼 안구 내에 관류액을 주입하여 안구 내 압력이 최대한 일정하게 유지되도록 하는 장치가 핵심이다. 각 장비마다 안구 내의 압력 변화를 최소화시키기 위한 기술을 적용하고 있다. 최근에는 Femtosecond Laser를 이용해 각막절개, 원형각막절개와 수정체 조각내기까지 시행하고 조각난 수정체 조각만 초음파유화술 장비로 제거하는 방식의 Femtosecond Laser-Assisted Cataract Surgery(FLACS)가 개발되어 일부에서 사용되고 있다. 손으로 직접 수정체낭을 절개하는 방식에 비해 FLACS는 미리 디자인한 대로 원형각막절개를 완벽하게 중심부에 원형으로 할 수 있어 인공수정체의 중심부 위치가 특히 중요한 난시교정 인공수정체, 다초점 인공수정체 삽입술 등에 특히 유용할 것으로 보고 있다.

11.2.2 녹내장

녹내장은 안압 상승 등에 동반되어 시신경이 손상되어 시야 협착, 시력 저하 등을 가져오는 질환이다. 특히 동양에는 안압이 정상이나 녹내장성 시신경병증이 발생하는 정상안압녹내장도 흔하나 일반적으로 안압이 높을수록 시신경 손상이 빠르게 진행되므로 안압의 정확한 측정이 중요하다. 정상 안압은 10~21mmHg이나 여러 상황에 따라 안압은 다르게 측정될 수 있다. 예를 들어 각막 두께가 얇은 경우 실제보다 안압이 낮게 측정되므로 LASIK 수술 등을 받아 각막이 원래보다 얇은 경우에는 이를 고려해 실제 안압을 추정해야 한다.

안압 유지에 가장 중요한 것은 방수(aqueous humor)의 흐름이다. 방수는 섬모체(ciliary body)에서 생성되어 수정체와 각막 등에 영양분을 공급하고 trabecular outflow와 uveoscleral outflow를 통해 배출된다. 총 양은 0.3 ml 정도이며 2 ml/min씩 생성된다 알려져 있다. 여러 원인에 의해 방수의 생성이 감소하거나 배출이 증가하면 안압은 내려가게 되고 방수의 유출이 감소하면 안압은 상승하게 된다.

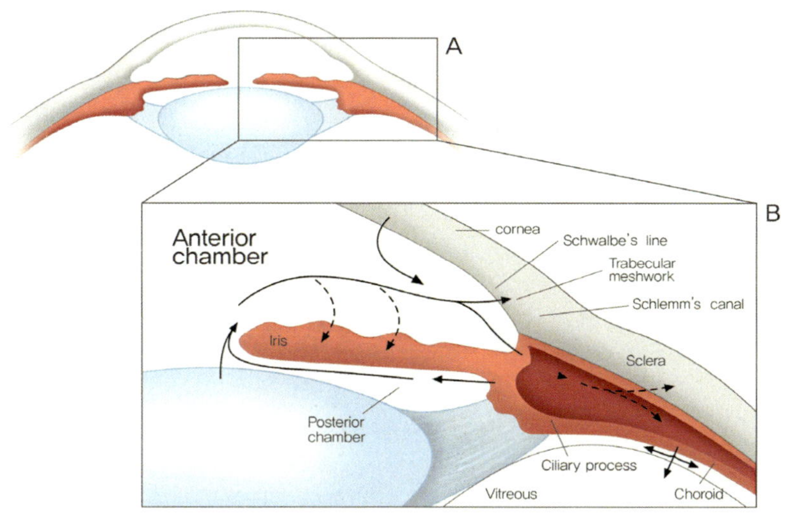

[그림 11-2-c] 방수의 흐름

안압의 측정 방식에는 여러 가지가 있으며 실제 임상에서 가장 많이 이용하는 것은 비접촉식의 공기안압계(pneumatic tonometer)와 압평안압계(applanation tonometer)이다. 압평안압계는 각막의 일정 면적을 편평하게 하는 데 필요한 힘을 측정하는 방식으로 세극 등현미경(slit lamp biomicroscopy)에 부착시켜 사용하는 Goldmann tonometer가 대표적이다. Goldmann tonometer와 같은 방식에 의해 측정하나 손으로 들고 누워 있는 환자 등에서 사용할 수 있는 Perkins tonometer도 소아 환자 등에서 많이 사용된다.

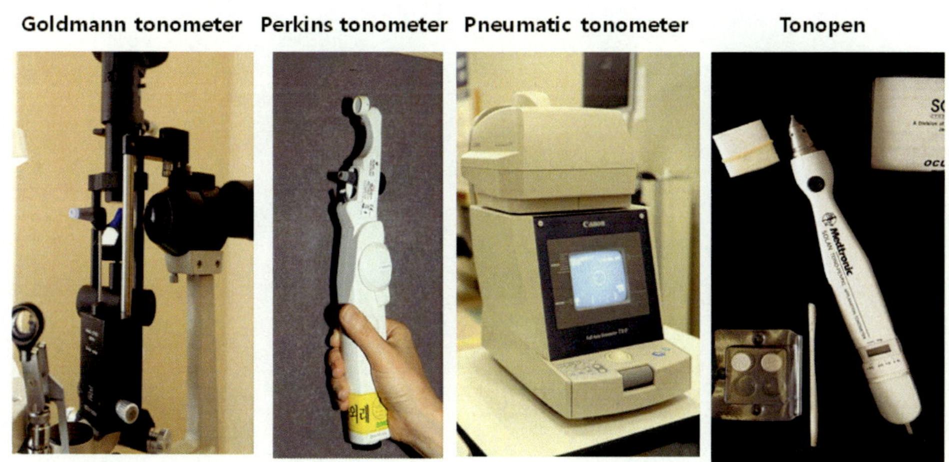

[그림 11-2-d] 다양한 안압 측정 장비

11.2.3 유리체 및 망막 질환

망막은 10개의 층으로 구성되며 안구 내측의 9개 층인 신경감강망막(neurosensory ret-ina)과 바깥쪽의 망막색소상피세포층(retinal pigment epithelium)으로 구분된다. 망막 질환의 진단에는 망막 영상 장비가 많이 이용되고 있다. 신경감강망막은 광수용체세포(photoreceptor cell) 등 신경 세포가 존재하는 광학적으로 비교적 투명한 조직으로 빛간섭단층촬영(OCT : optical coherence tomography)을 이용해 망막의 미세 구조 관찰이 가능하다. 이 외에 칼라안저사진 촬영, 안저자가형광촬영(FAF : fundus autofluorescence), 형광안저혈관조영술(fluorescein angiography), 인도시아닌그린 혈관조영술(ICG angiography) 등이 망막 질환의 진단에 흔히 이용된다.

OCT는 interferometry의 원리를 이용하여 광학적으로 산란이 일어나는 조직의 미세 구조를 2차원 또는 3차원으로 영상화하는 장비로 망막의 미세 구조를 고해상도로 영상화할 수 있어 망막 진단의 필수적인 장비가 되었다. 과거의 time-domain OCT에서 더 발전해 현재에는 spectral-domain OCT가 널리 보급되어 고해상도의 영상을 제공하고 있으며, 근래에는 보다 장파장의 광원을 이용하여 axial resolution을 증가시킨 swept source OCT도 이용되고 있다. 최근에는 motion contrast를 이용해 혈액의 흐름을 영상화하는 OCT angiography가 나와 조영제 없이 망막, 맥락막의 혈관을 영상화하는 것마저 가능해졌다.

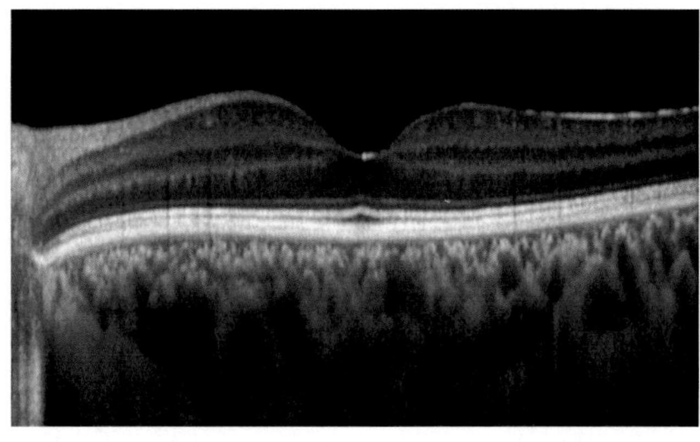

[그림 11-2-e] 망막의 빛간섭단층촬영(OCT: optical coherence tomography) 영상

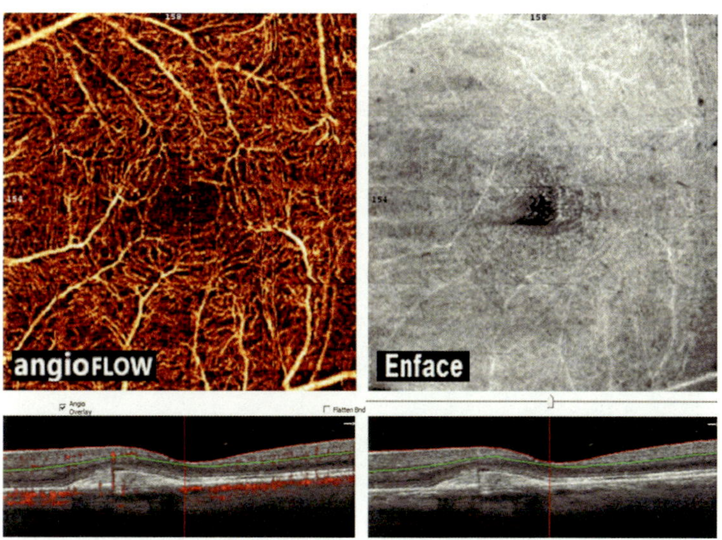

[그림 11-2-f] OCT angiography 영상

안저 사진과 형광안저혈관조영술에 비해 고해상도로 혈관을 영상화하여 en face image 또는
2차원적인 단면에서 혈관을 망막의 미세 구조와 함께 관찰할 수 있다.

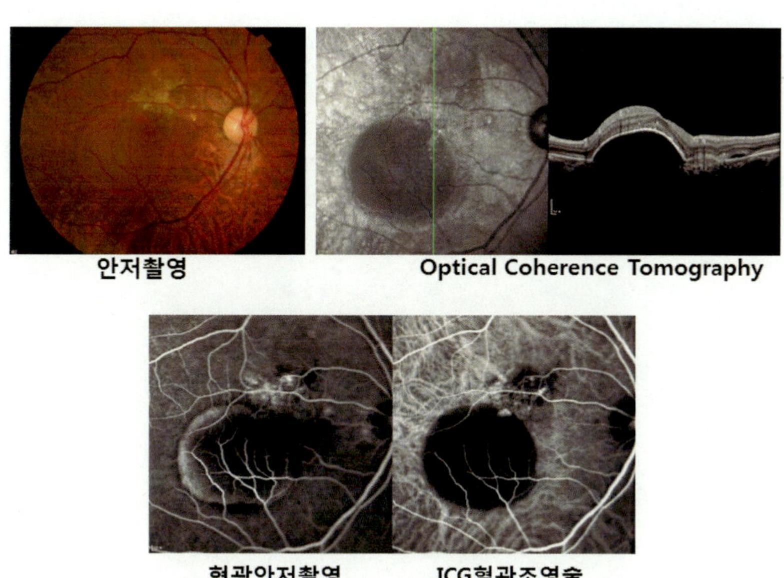

[그림 11-2-g] 여러 망막 영상 장비를 이용한 황반변성의 영상 진단 방법

형광안저촬영과 ICG혈관조영술은 조영제의 특성에 따라 각각 주로 망막 또는 맥락
막의 혈관을 영상화한다.

　　유리체 및 망막 잘환의 수술에는 안전하고 효율적인 유리체의 제거가 필수적이다. 이를 유리체절제술(vitrectomy)라고 한다. 유리체는 물이 대부분을 차지하나 콜라겐 등 결합 단백질로 이루어져 gel 형태를 유지하고 있으며 유리체절제술 시에는 유리체절제침을 이용해 이 gel 형태의 유리체를 잘게 절단해 안구 밖으로 배출시킨다. 기본 유리체절제술을 위해서는 절제침(ocutome, vitreous cutter)을 비롯한 절제 장치, 안구 내 압력을 일정하게 유지시키는 관류장치, 그리고 눈 속 조명 장치(illumination)가 필요하며 안구 내를 관찰하기 위한 현미경과 안구 내를 관찰하기 위한 렌즈 등의 관찰 장치가 필요하다. 절제 장치는 절제한 물질을 외부로 흡입하는 방식으로 peristaltic pump 방식 또는 Venturi pump 방식을 사용한다. 현재 대부분은 Venturi 방식이나 둘을 혼합한 방식을 이용하기도 한다. 관류 장치의 경우 관류액의 눈에 대한 높이 차이를 이용해 중력에 따라 관류가 되게 하는 방식과 안구 내 압력을 active하게 조절하며 주입하는 방식이 있다. 눈속 관찰을 위해서는 각막 표면 위에 렌즈를 올려 놓고 안구 내를 관찰하는 방식 또는 비접촉식으로 안구 앞에 렌즈를 위치시켜 안구 내를 관찰하는 방식을 이용한다. 렌즈의 광학적 특징에 따라 안구 내 관찰 범위, 배율 등이 결정된다.

　　유리체 절제침(ocutome, vitreous cutter)은 20, 23, 25 gauge 크기 등이 이용되며 현재에는 23, 25G가 가장 많이 이용되고 있으며 27G의 가는 절제침도 개발되어 있다. 유리체 절제침은 끝 부분에 칼날이 빠른 속도로 움직이며 유리체를 절단해 안구 외부로 흡인하는 방식으로 작동한다. 유리체 절제날의 움직이는 속도와 on-off time, 흡입력 등을 상황에 맞게 조절해 가며 수술을 한다. 일반적으로 어느 정도까지는 cutting rate가 빠른 경우 망막이 딸려 가지 않고 보다 안정적으로 유리체의 효과적 제거가 가능하다.

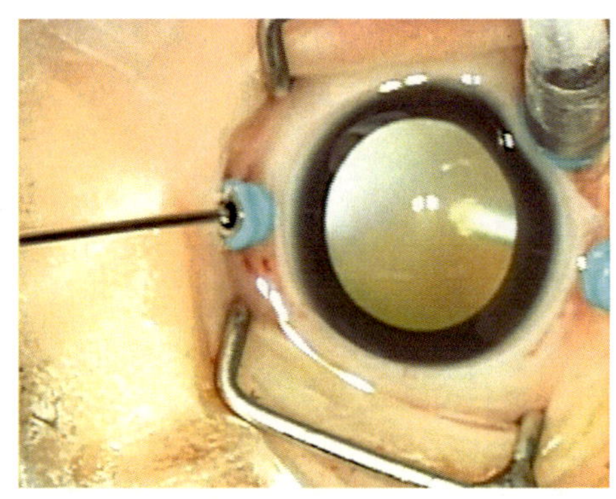

[그림 11-2-h] 유리체절제술 수술 장면
3개의 trocar를 공막을 관통해 거치시킨 후 각각 유리체절제침, 안구 내 조명,
관류액과 연결되어 있는 모습

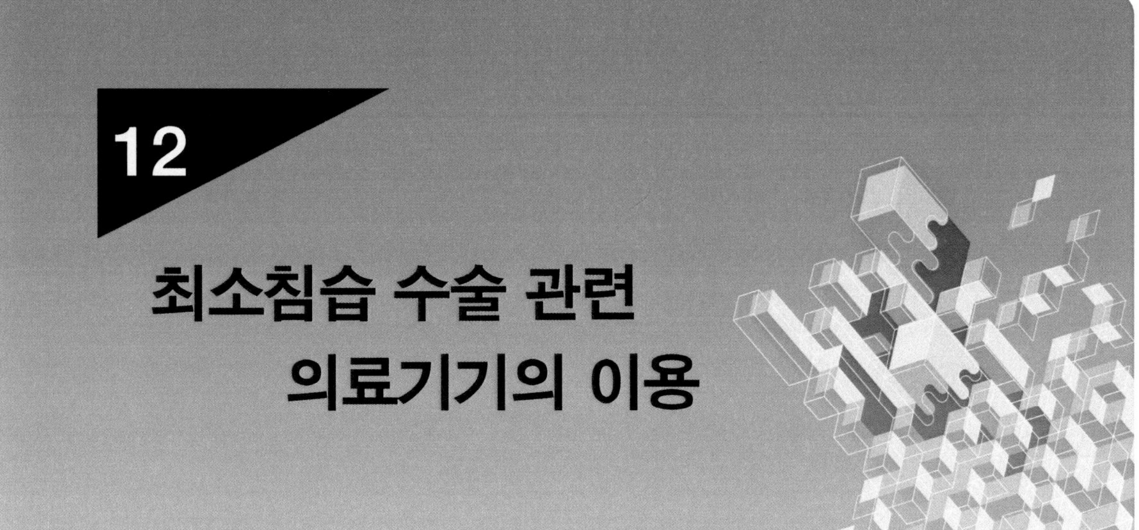

12

최소침습 수술 관련 의료기기의 이용

12.1 최소침습수술의 이해

12.1.1 최소침습수술의 정의

최소침습수술이란 개복 수술과 대비되는 개념의 수술로서 피부의 절개를 최소화하여 수술하는 것을 일컫는다. 일반적으로 최소침습수술은 개복 수술에 비해 수술 후 회복이 빠르고 통증 및 수술 흉터가 작은 장점이 있으며 재원 기간이 짧다. 크게 두 가지로 나눌 수 있으며 첫째는 복강경을 이용한 수술법이며 둘째는 에너지 기반 조직괴사술로 이는 특수침을 원하는 부위에 삽입하거나 침 삽입 없이 초음파를 체내 관통시겨서 원하는 부위 조직을 괴사시키는 수술법이다.

복강경 수술은 몸에 구멍을 뚫고 복강경용 카메라를 체내에 삽입하여 모니터를 보면서 하는 수술을 말한다(그림 13-1). 복강경 수술의 역사는 1901년 Gearg Kelling에 의해 개에서 복강경을 시행하였다고 보고하였고 1970년대에는 산부인과에서 복강경을 이용한 난관결찰법을 시도하였다. 1985년 독일의 Mohe가 최초로 복강경 담낭절제술을 성공하면서 외과 분야에서 활발하게 시행되고 있다. 비뇨기과 영역에서는 1990년 미국의 Clayman 교수가 최초로 복강경 신장적출술을 시행하였고 빠른 속도로 개복 수술을 대체하였다.

에너지 기반 최소침습수술법은 복강경보다 더 최소침습적인 시술로 고강도초음파집속술, 냉동치료법, 고주파 열 치료법 등이 있다.

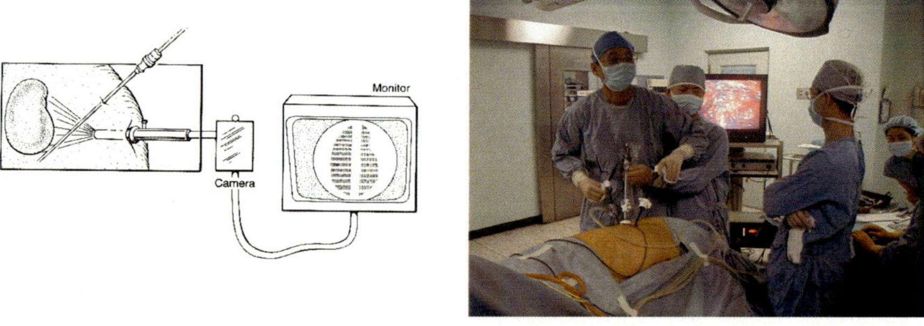

[그림 12-1] The overview of laparoscopy in operating room

12.2 복강경 수술의 관련 의료기기

12.2.1 복강경 공간 확보를 위한 기구

복강 내에 가스를 주입하여 기복(pneumoperitoneum)을 만들어야 복강경 수술이 가능하다. 경복막 수술은 Veress needle을 이용하여 기복을 만드는데 Veress needle은 주사침 내부에 스프링에 연결된 끝이 무딘 부분이 바늘 속에 위치하고 있다가 바늘의 끝이 복막을 관통하는 순간 튀어나와 장기 손상을 예방한다(그림 12- 2).

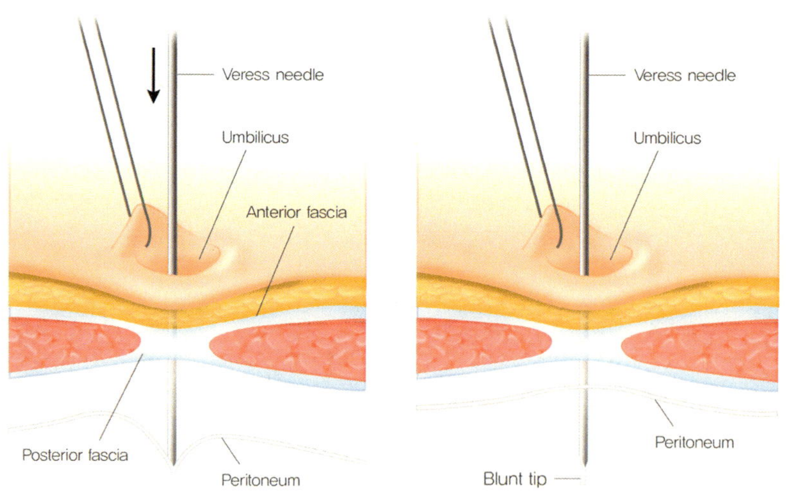

[그림 12-2] The entry of Veress needle

12.2.2 가스 주입 의료기기

기복에 사용되는 가스로 체내에 잘 녹고 폭발 위험성이 없는 탄산가스를 사용한다. 가스 insuflators는 가스유입속도, 가스 소모량, 복강 내 압력이 표시되고 압력이 부족하면 즉시 자동적으로 미리 지시한 압력까지 탄산가스를 채워준다(figure 3). 일반적인 복강경 수술의 압력은 12-15mmHg 이다.

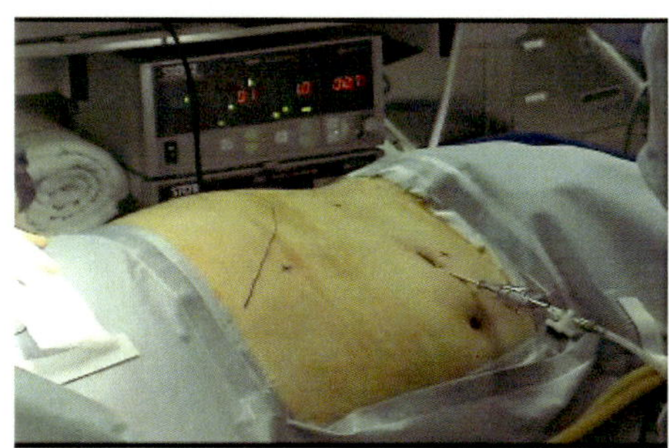
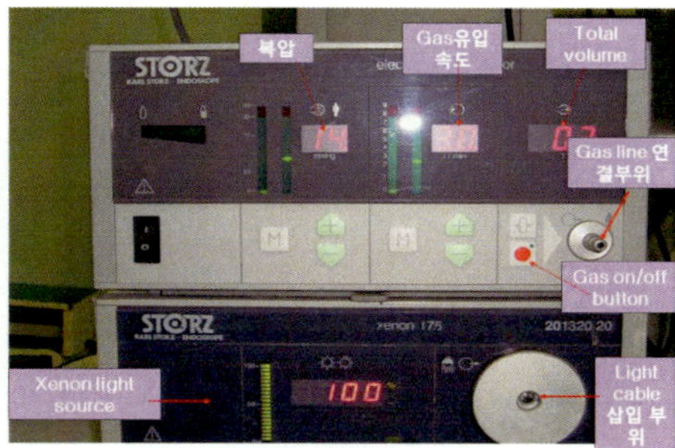

[그림 12-3] Gas insullators

12.2.3 복강경 카메라 시스템

복강경 수술에 이용되는 카메라는 고해상도가 요구되며 최근 카메라와 내시경이 일체형으로 된 형태로 개발되었다. 카메라 외에 광원, 모니터 및 녹화 장치, 복강경(telescope), suction & irrigation, 탄산가스 탱크가 복강경 시스템을 구성한다(figure 4).

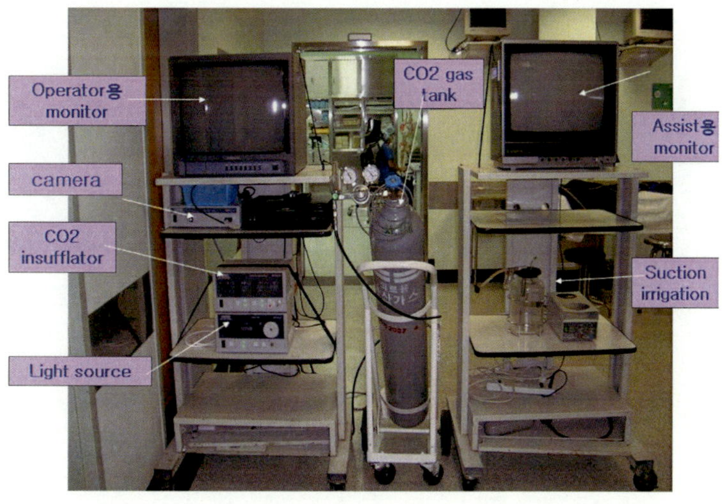

[그림 12-4] Laparoscopic system.

12.2.4 트로카(trocars)

트로카는 복강경 수술 시 필요한 가위, 겸자, suction 등의 수술 장비를 수술부위까지 삽입할 때 필요한 기구이다. 쓰임새에 따라 크기가 5mm, 10mm, 12mm가 있다(그림 13-5). 트로카는 sheath와 obturator가 결합된 형태로 되어 있으며 피부 및 근막을 관통하기 위해 obturator 끝은 날카로운 형태로 되어 있으며 복강 내 삽입 시 obturator는 제거되고 sheath만 남아 이를 통해 수술 기구가 들어간다. 한편 기복을 유지하기 위한 가스 주입도 트로카를 통해 이루어지며 이를 위한 가스 주입구 및 밸브 장치가 트로카 내에 있다.

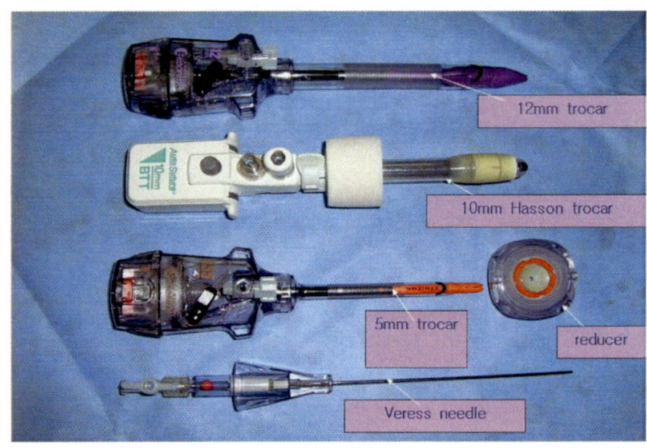

[그림 12-5] laparoscopic trocars

12.2.5 복강경용 수술 기구

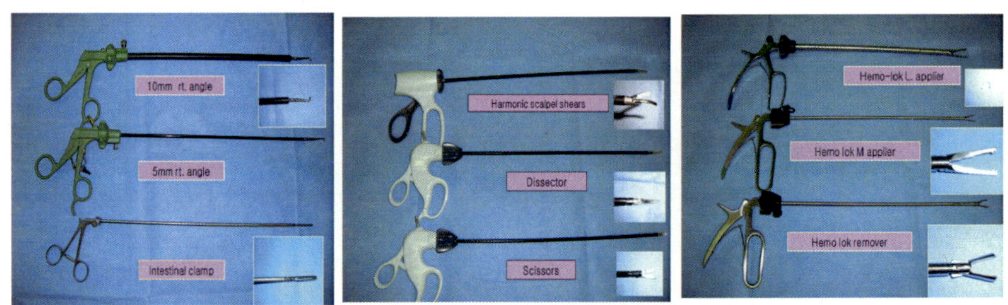

[그림 12-6] Various laparoscopic surgical instruments

복강경 수술에서 시술자의 손을 대신하는 여러 복강경용 수술 기구가 개발되었다. 이 기구들의 공통점은 첨단부, 몸통(shaft), 손잡이로 구분되어 있다. 첨단부의 모양에 따라 조직을 잡는 감자 기구(grasping instruments), 조직절개기구, 전기소작기구, 봉합기구, 결찰 기구 등으로 분류된다(그림 12-6).

12.3 ▶ Summary

- 최소침습수술의 정의
  최소침습수술이란 개복 수술과 대비되는 개념의 수술로서 피부의 절개를 최소화하여 수술하는 것을 일컫는다. 일반적으로 최소침습수술은 개복 수술에 비해 수술 후 회복이 빠르고 통증 및 수술 흉터가 작은 장점이 있으며 재원 기간이 짧다.
- 복강경 수술 관련 의료기기
  - Veress needle, 복강경용 카메라, 광원, gas insufflator, 모니터
  - 트로카: 5mm, 10mm, 12mm 트로카
  - 복강경용 수술기구: 첨단부, 몸통(shaft), 손잡이로 구분되어 있다. 첨단부의 모양에 따라 조직을 잡는 감자 기구(grasping instruments), 조직절개기구, 전기소작기구, 봉합기구, 결찰 기구 등으로 분류된다.

12.4 ▶ 에너지를 이용한 수술 치료기기

12.4.1 고강도초음파집속술(High Intensiyty Focused Ultrasound)

12.4.1.1 고강도초음파집속술의 역사

1942년 Lynn 등(1)이 최초로 고강도초음파집속술(high intensity focused ultrasound: HIFU)의 사용을 보고한 이래 고강도초음파집속술은 1940년대 및 1950년대에 신경외과 분야에서 치료를 요하는 뇌의 일정 부위만을 선택적으로 치료해 볼 목적으로 처음 시도되었으나 본격적인 실제 임상 적용은 1960년대 이후의 일로서 파킨슨병에서 주로 사용되어졌는데 처음에는 개두술(craniotomy) 후 시행하였으나 나중에는 개두술을 시행하지 않은 상태에서 시술이 가능하였다. 그러나 이후 기술적인 한계 등으로 더 이상의 진전을 이루지는 못하였다. 그 이후에는 안과학, 비뇨기과학 및 종양학 분야에서 시도되었다.

고강도초음파집속술이 종양에 대한 치료효과의 잠재능력이 있음에 대해서는 1992년 Chapelon 등(8)이 Dunning tumor의 sublines를 이용하여 종양이 유발된 쥐에 대한 고강도초음파집속술 치료에서 입증한 바 있다. 고강도초음파집속술에 의해 전립선암 환자에서 성공적으로 치료 효과를 보였다는 최초의 보고는 1995년 Madersbacher 등에 의해서였으며, 국소성 전립선암에 대한 경요도 고강도초음파집속술은 1996년 Gelet 등에 의해 정식으로 처음 시도되어졌다. 1997년 고강도초음파집속술은 동물실험모델에서 종양의 전이율을 증가시키지 않음이 입증된 바 있다. 전립선암의 근치적 치료를 위해 고강도초음파집속술은 현재 유럽에서는 이미 인정받는 치료법이 되었으며, 중국에서는 간암, 유방암, 연부조직암, 골육종의 치료법으로도 시도하고 있는 상태이다.

12.4.1.2 고강도초음파집속술의 원리

고강도초음파집속술의 원리는 돋보기를 이용하여 태양광선을 먹지의 한 초점에 집중시키면 그 초점에 정확히 일치하는 국소 부위에서는 불이 나지만 바로 그 주변은 아무런 영향이 없는 것과 유사한 것이라 할 수 있다.

고강도초음파집속술은 기존의 초음파와 동일한 원리를 그 바탕으로 하고 있다. 집속된 초음파는 단순히 통과하는 생체 조직에 대해서는 아무런 해를 입히지 않고 전파해 나갈 수 있다. 그러나 초음파가 충분한 에너지를 가지고 있고 특정 부위에 집중되어진다면 특정 부위에 집중되어진 에너지는 조직괴사를 일으키기에 충분한 만큼의 온도 상승을 유발할 수 있다(Figure 1).

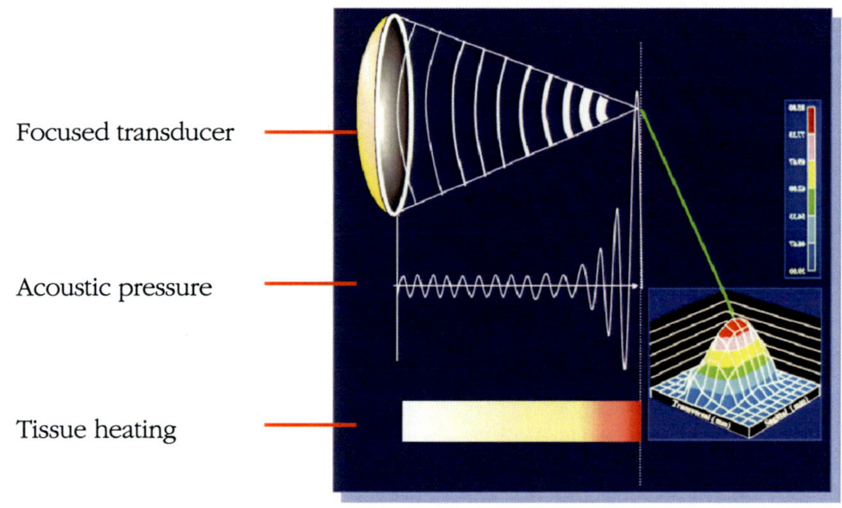

[그림 12-7] Schematic diagram showing the principle of high intensity focused ultrasound treatments.

초음파 발생장치로부터 일정 거리에 떨어져 있는 조직의 어느 특정 부위에 대해서만 선택적으로 세포를 죽일 수 있는 능력은 고강도초음파집속술을 비침습적인 외과적 도구를 개발해 나가기 위한 매력적인 하나의 방안으로 만들어주었다. 이러한 과정은 HIFU therapy, ultrasound ablation, focused ultrasound surgery(FUS), pyrotherapy 등으로 불리어 왔다.

12.4.1.3 고강도초음파집속술의 작용 기전

초음파는 두 가지 주요 기전에 의해 조직 손상을 일으킨다. 첫째는 물리적 에너지가 열로 바뀜에 의한 것이고, 둘째는 공동형성(cavitation)을 통해서이다(2).

초음파가 조직을 통해 전파해나갈 때 그 에너지의 일부는 열로 바뀌게 되는데, 정상적인 상황에서는 이때 발생한 열은 즉시 주위로 흩어지게 된다. 만일 열의 발생속도가 냉각속도보다 빠르게 되면 국소 온도가 상승하게 된다. 온도가 섭씨 43℃ 이상으로 60분 이상 지속되면 세포증식이 정지하게 된다. 이것은 온열요법 혹은 열 치료(thermotherapy)에 해당하는 것으로서 이때는 표적이 되는 조직의 온도를 일반적으로 섭씨 42℃ 혹은 이를 조금 넘는 정도로 맞추어 일정 시간 동안 지속하는 것을 목표로 하는 것이다. 이와 달리 고강도초음파집속술은 짧은 시간 동안 고온으로 유지함에 의해 신속하게 열에 의한 독성이 발생하여 응고성 괴사(coagulative necrosis)를 통해 비가역적으로 세포를 죽이는 것이 그 원리이다. 고강도초음파집속술 치료 동안에 표적이 되는 조직의 온도는 신속하게 섭씨 80℃ 이상으로 상승하게 되므로, 노출 시간을 매우 짧게 하는 경우에도 효과적으로 세포를 죽일 수 있고, 따라서 온도에 대한 정교한 관리(monitoring)를 필요로 하지 않는다. 표적이 되는 조직 부위와 주변 조직과의 온도 차이가 매우 큰데, 이는 조직학적 검사에서 살펴볼 때 조직괴사가 발생한 부위와 바로 주변 정상 조직과의 경계가 매우 분명한 것을 통해서도 알 수 있다. 혈액순환에 의한 냉각효과가 온열요법의 원리를 이용한 치료법에 있어서의 효능 감소의 원인이 될 가능성이 있는데, 이는 치료하는 동안에 열이 표적 부위로부터 주위로 퍼져나갈 수 있는 충분한 시간이 존재하기 때문이다. 그러나 이것은 고강도초음파집속술의 경우에는 노출 시간이 3초 이하 정도로 짧기 때문에 전혀 문제가 되지 못한다. 1.7㎒에서 일반적인 노출 시간을 적용하였을 때 고강도초음파집속술에 의해 형성되어지는 병변(lesion)은 타원형의 모양으로서 그 장축은 초음파 발사 방향에 평행하며 그 크기는 1.5x15㎜로서 크기는 초음파 주파수 및 발생장치의 종류에 좌우되어진다.

음향에 의한 공동형성(acoustic cavitation)은 복잡하고 예측하기가 힘든 현상이지만, 그 최종 결과는 결국 기계적 스트레스(mechanical stress)와 열 손상에 의한 세포 괴사이다. 초음파는 조직을 진동하게 만들고, 분자 구조들은 압축(compression)과 희박화(rarefaction)의 과정을 반복하게 된다. 희박화 과정 동안에 용액으로부터 기체가 빠져나와 기포를 만들고 이것이 크기가 변하거나 급속히 축소되어지면서 기계적 스트레스를 야기하고 미세 환경이 2000-5000K의 고온에 이르도록 하는 것이다. 공동현상은 펄스 길이, 주파수, 강도에 주로 좌우된다. 이 현상은 진단적 목적의 초음파에서는 발생하지 않지만, 고강도초음파집속술을 시행할 때에는 고려해야 하는 부분이다.

열에 의한 효과는 공동형성에 비해 보다 반복 가능하고 예측 가능하여 초기 고강도
초음파집속술 장비들은 주로 이 원리를 선호하였으나, 최근에는 점차 이에 관한 인식이
달라지고 있다.

12.3.1.4 비침습적인 외과적 도구로써 고강도초음파집속술의 가능성

비침습적인 외과적 도구로써 고강도초음파집속술이 사용될 가능성이 있는 경우는
다음과 같다. 첫째는 간, 신장, 유방, 골, 자궁, 췌장 등의 암에 대한 직접적인 치료에 사용
될 수 있다. 간암에 대한 최소 침습적 치료법에는 냉동치료(cryotherapy), 동맥색전술(arterial
embolization), 경피적 알코홀 소작술(percutaneous alcohol ablation), 경피적 혹은 복강경
하 고주파 소작술(percutaneous or laparoscopic radiofrequency ablation) 등이 있으나 이들
은 침습적이고, 치료를 할 수 있는 종양의 크기가 3-4cm이하여야 한다는 한계를 가지고
있어서 고강도초음파집속술이 또 하나의 대안으로 떠오르고 있다. 둘째 선천성 심장기
형에 대한 치료에 사용될 수 있다. 고강도초음파집속술은 혈관 내의 혈류를 차단시킬 수
있으며, 보다 선택적으로 한 곳에 집중한다면 선택적으로 혈관을 막을 수도 있다. 이것
을 이용하여 산부인과 영역에서는 쌍둥이 태아 간 혈류개통(twin-twin transfusion in uter
o)의 치료를 위한 태반 혈관 차단의 목적으로 사용할 수도 있다. 셋째 외과적인 지혈에
사용될 수 있다. 고강도초음파집속술이 직접적으로 혹은 혈소판에 작용함에 의해 이차
적으로 지혈을 촉진시켜준다는 보고가 있으며, 따라서 고강도초음파집속술이 지혈의 한
방법이 될 수 있다는 보고가 있다. 넷째 악성종양의 만성 동통 완화 등을 목적으로 사용
될 수 있다. 또한 고강도초음파집속술을 이용하여 암세포에 혈액을 공급하는 혈관들을
막아줌으로써 크기가 큰 암 종괴를 축소시켜주는 효과도 기대된다.

12.3.1.5 전립선암에 대한 고강도초음파집속술

최근 들어 국소성 전립선암에 대한 비수술적 치료법들이 점차 부각되고 있다. 이러한
경향은 몇 가지 이유에 기인하는데, 첫째 혈중 PSA에 의해 조기 발견이 급속히 증가하고
있으며 둘째 치료법 선택에 있어서 환자의 역할이 증가하고 있기 때문이다. 실제로 환자
들은 치료 후의 삶의 질, 예를 들면 회복에 걸리는 시간이나 치료에 따른 합병증 및 후유
증 발생에 점점 더 많은 관심을 기울이고 있는 것이 현실이다. 최근들어 남은 수명이
10년 미만인 환자, 수술에 적합치 않은 환자, 수술로 인한 합병증 및 후유증 발생을 우려
하여 수술을 거부하는 국소성 전립선암 환자들에 대하여 수술에 대한 대안으로서
새로운 덜 침습적인 치료법들이 개발되었으며, 조직 내 방사선치료(brachytherapy), 냉
동치료(cyrotherapy), 3차원입체조형 방사선치료(three-dimensional conformal radiation

therapy), 복강경하 근치적 전립선적출술들이 그것인데, 일반적으로 이들로 치료한 후에 전립선암의 완치가 항상 일정 수준으로 나타나지 못하며, 국소재발을 보이는 경우 반복 치료가 어려우며, 구제 근치적 전립선적출술을 시행하는 경우 합병증 발생이 매우 높다는 것이 문제이다.

전립선암 환자에서 고강도초음파집속술을 시행하는 방법은 다음과 같다. 전날 관장을 실시하고, 시술하는 동안에 환자가 절대로 움직이면 안되므로 척수마취를 시행해야 하며 전신마취를 시행하는 경우에는 큐라레(curare) 성분을 포함하는 마취제를 사용하여 환자가 갑자기 움직이는 것을 예방해야 한다. 고강도초음파집속술 시행 후에는 조직의 부종과 괴사 등으로 요폐가 발생하기 쉬운데 요폐에 대처하는 방법은 고강도초음파집속술 시행 직전에 미리 치골상부방광루설치술을 시행하거나, 시술 후 시간이 좀 경과한 후에는 요도카테타 삽입이 어려울 수 있으므로 시술 직후에 미리 요도카테타를 삽입해두는 것인데, 시술 후 요폐를 예방하기 위해 동일 척수마취하에서 고강도초음파집속술 시술 직전에 경요도전립선절제술을 정규적으로 시행하는 것이 최근의 추세이다(22). 이렇게 하면 요도카테타는 시술 후 2일경에 제거할 수 있고 치골상부방광루에 설치된 카테타는 7일경에 제거할 수 있다. 고강도초음파집속술 시행 직전에 경요도전립선절제술을 시행하는 것은 유럽에서는 표준치료방법으로 간주되어지고 있다. 고강도초음파집속술 시행 직전에 경요도전립선절제술을 시행하는 목적은 고강도초음파집속술 시행 전에 전립선 용적을 감소시키고, 고강도초음파집속술 시행 후에 요로감염 및 급성요폐발생을 감소시키기 위함이다. 고강도초음파집속술 시술 도중 수액을 최소한으로 공급해주는 것이 좋은데 그 이유는 소변양이 많아지면 환자가 요의를 느껴 갑자기 몸을 움직이게 될 위험성이 있기 때문이다. 환자의 체위는 환자의 우측 옆구리가 침대에 닿도록 하는 측와위(right lateral decubitus)이며, 벨트를 이용하여 환자의 몸을 고정하여야 한다(Figure 2, 3).

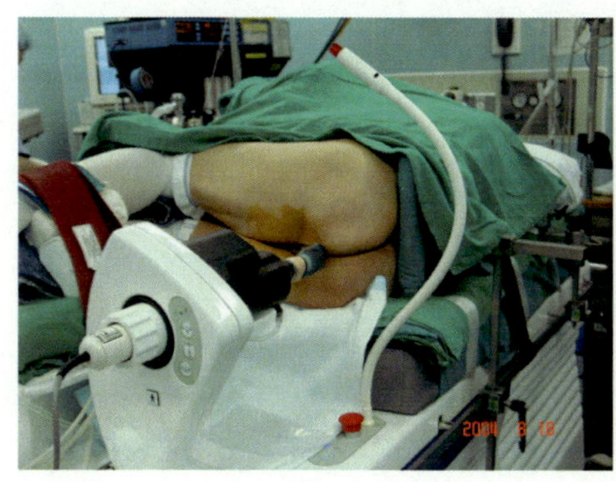 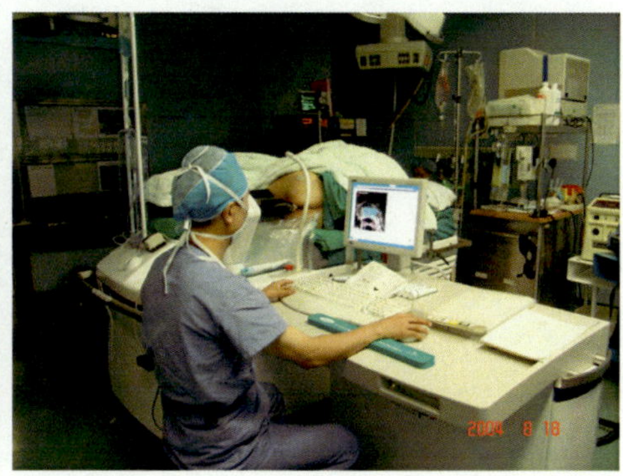

A   B

[그림 12-8] HIFU device and patient positioning for treatment.

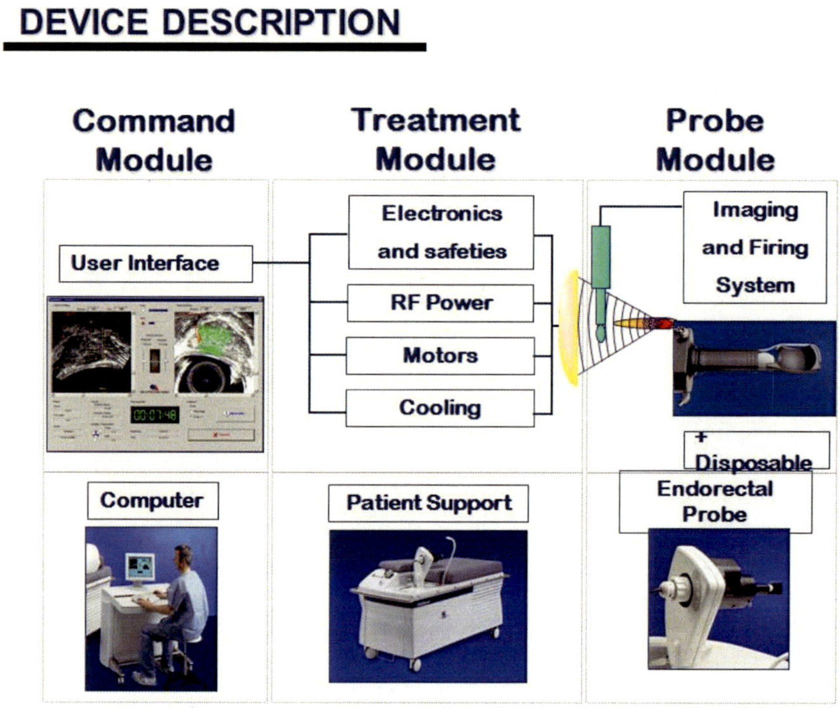

DEVICE DESCRIPTION

[그림 12-9]   Description of HIFU

12.4.2 냉동치료법 (Cryotherapy)

12.4.2.1 전립선암 냉동치료법의 역사

1세대 전립선암 cryosurgery(First generation-CSAP)은 1960년대와 1970년대에 경직장 초음파기(TRUS : transrectal ultrasound) 유도와 urethral warmer 없이 시행되어 요실금, 요도 sloughing, 직장요도누공 등의 심각한 합병증이 흔하게 발생하였는데, 이는 CSAP 중의 정확한 냉동치료 과정을 모니터할 수 없었던 것이 가장 큰 요인이었다. 1세대의 CSAP 관련 합병증을 줄이기 위하여 TRUS 유도와 urethral warmer를 사용한 2세대 CSAP은 정확하게 냉동 probes를 TRUS 모니터를 통하여 전립선에 삽입할 수 있게 되었고, 냉동 과정 중 직장 손상을 감소시키고 urethral warmer 이용으로 요도 sloughing의 위험을 감소시킬 수 있게 되었다.

1997년 이후 새로이 개발된 3세대 CSAP은 획기적인 전립선암 냉동치료 기술을 향상시켰는데, 그동안 사용되어 왔던 liquid nitrogen이 아닌 고압의 argon gas와 helium gas가 Joule-Thomson 효과의 독특한 gas-coefficients에 의해 17gauge(1.5㎜)의 미세 냉동

침사(third-generation cryosurgery probe; ultrathin CryoNeedle; Figure 1)를 통과하면서 에너지 변화를 통하여 급속한 극저온과 고온의 온도 변화를 주기적, 연속적으로 전립선암 조직에 제공함으로서 전립선암세포를 파괴, 괴사시킬 수 있다.

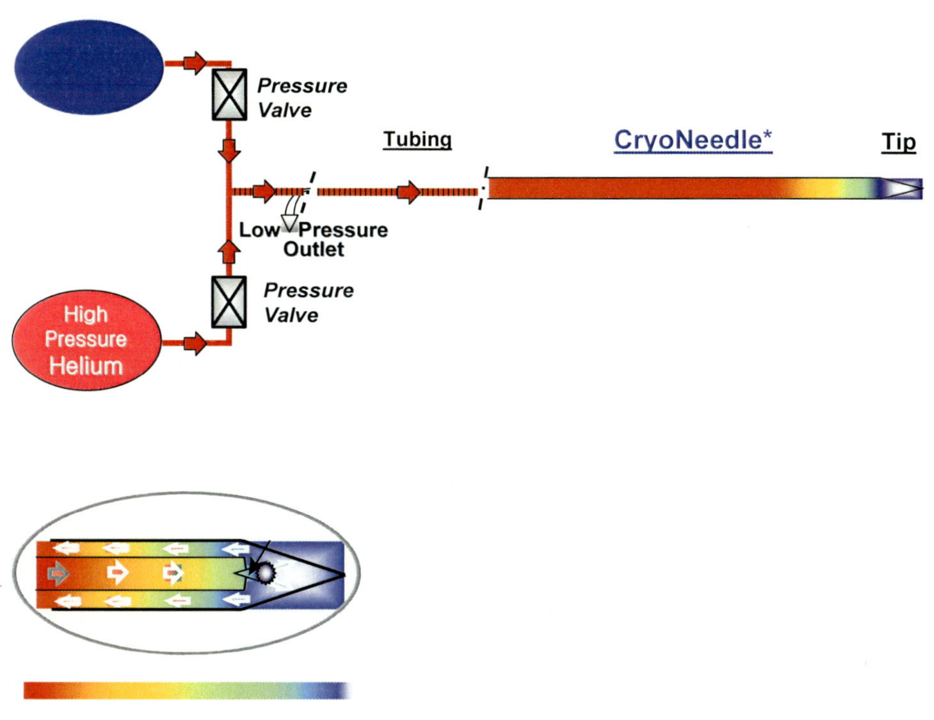

[그림 12-10] 3rd generation gas-driven systems

또한 2세대 CSAP 치료와는 달리 cryoprobe를 전립선에 삽입하는데 유도선과 삽입로 확장술(tract dilation)이 필요치 않으며, ultrathin CryoNeedle 사용으로 수술 중 TRUS를 통해 전립선암과 전체 전립선의 형태와 크기에 따라 냉동구(ice ball) 형성을 실시간으로 조정하고 일정한 치료 온도를 유지할 수 있도록 컴퓨터로 제어할 수 있다. 또한 직장 및 요도 괄약근에 자동온도감지센서와 요도항온기를 장치하여 안정된 온도를 유지케 함으로써, 기존의 CSAP보다 매우 정확하고 효과적으로 전립선암을 파괴시키고 수술 후 합병증도 최소화할 수 있게 되었다. (그림 12-10)

Third-Generation T-CSAP

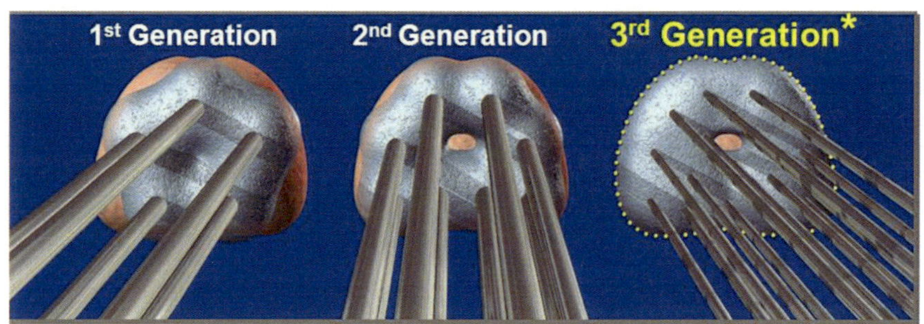

* More even temperature distribution

[그림 12-11] Development of cryotherapy needles

12.4.2.2 냉동치료법의 작용 기전

CSAP은 다양한 기전에 의하여 직, 간접적으로 전립선암세포를 사멸하게 하는데, freezing 시 온도가 -20℃ 이하로 급강하하면 세포외 수분이 얼음으로 결정화하고 고삼투압 환경이 형성되면서 세포 내 수분 고갈과 변성, 그리고 전해질 불균형이 발생한다. Thawing 시에는 얼음 결정들이 합쳐지면서 보다 커다란 얼음 결정을 형성하고 결국 전립선암세포막이 파열되어 세포는 죽게 된다.

Freezing 시 발생했던 일차적인 혈관수축은 thawing 시 온도 상승으로 혈관 확장과 부종이 이차적으로 발생되며, 혈관내피 손상으로 혈소판 응집과 미세혈전이 형성되어 결과적으로는 전립선암 성장에 관련되는 혈관공급이 차단되게 된다.

Freezing의 냉동 속도와 시간은 전립선암세포의 완전한 사멸과 괴사에 중요한데, 많은 동물 실험 결과 -40℃의 냉동 온도가 적어도 3분 내에 도달하는 급속 냉동과 2회 이상의 freezing-thawing cycle이 필요하다는 것이 밝혀졌다. Larson 등이 국소성 전립선암 환자에서 일차적으로 CSAP을 시행하고 2~3주 후에 모두 근치적 전립선적출술을 시행한 결과, 2회의 freezing-thawing cycle을 시행하는 것이 1회 시행보다 응고성 괴사(coagulative necrosis)의 범위가 훨씬 광범위하며, 전립선암을 괴사시키는 데 필요한 냉동 온도도 -40℃ 정도로서 일회 시행 시의 -60℃보다 높은 온도에서 효과적인 CSAP이 가능하다는 것을 확인하였다. (figure 3)

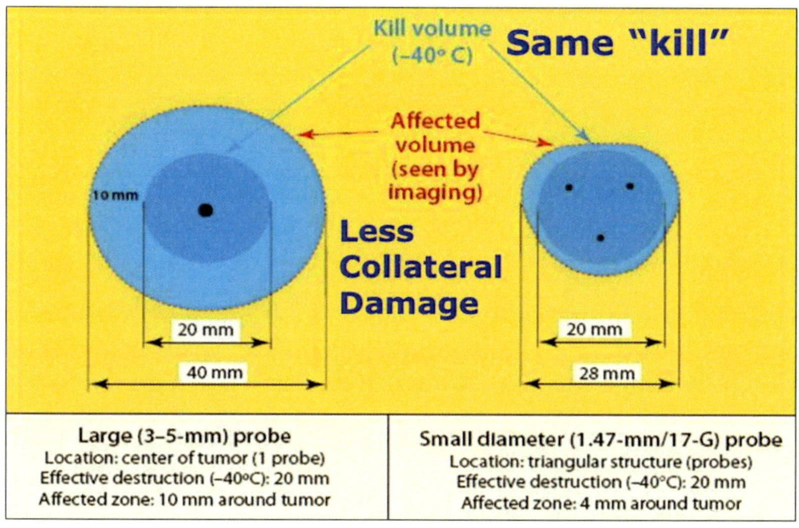

[그림 12-12] The mechanism of cryotherapy

최근에는 CSAP이 직접적인 암세포 사멸과 혈관공급의 차단뿐 아니라, 이차적으로 유전자조절-세포괴사와 관련된 세포 고사(apoptosis) 기전과 전신적인 생체 내 면역체계를 활성화시킴으로써 전립선암 치료 효과를 증대시킨다는 것이 실험으로 밝혀지고 있어, CSAP이 국소성 전립선암 환자에 매우 합리적이며 과학적인 근거를 가진 우수한 치료법이 될 것으로 기대되고 있다.

12.5 Summary

- HIFU 의 원리
  고강도초음파집속술의 원리는 돋보기를 이용하여 태양광선을 먹지의 한 초점에 집중시키면 그 초점에 정확히 일치하는 국소 부위에서는 불이 나지만 바로 그 주변은 아무런 영향이 없는 것과 유사한 것이라 할 수 있다.
- 냉동치료법의 원리
  다양한 기전에 의하여 직, 간접적으로 전립선암세포를 사멸하게 하는데, freezing 시 온도가 -20°C 이하로 급강하하면 세포외 수분이 얼음으로 결정화하고 고삼투압 환경이 형성되면서 세포 내 수분 고갈과 변성, 그리고 전해질 불균형이 발생한다. Thawing시에는 얼음 결정들이 합쳐지면서 보다 커다란 얼음 결정을 형성하고 결국 전립선암세포막이 파열되어 세포는 죽게 된다.

12.6 Reference

대한비뇨기과학회, 2015. 비뇨기과학 제5판, 일조각, 서울.

대한ENDOUROLOGY학회, 2008,. 비뇨기계 복강경 수술포켓북, 펜타이드, 서울.

Kennedy JE, Haar GR, Cranston D. High intensity focused ultrasound: surgery of the future? Br J Radiol 2003. 76: 590-9.

Haar GR. High intensity focused ultrasound for the treatment of tumors. Echocardiography, 2001. 18: 317-22.

Han KR, Cohen JK, Miller RJ, Pantuck AJ, Freitas DG, Cuevas CA, et al. Treatment of organ confined prostate cancer with third generation cryosurgery: preliminary multicenter experience. J Urol, 2003. 170: 1126-30.

- **이규성**: 임상의 주 관심분야는 배뇨장애로 전립선비대증, 요실금, 과민성방광, 간질성방광염, 신경인성 배뇨장애가 포함된다. 삼성서울병원 의공학연구센터장으로 의료기기의 개발과 임상시험에 관여하고 있다.

- **고광진** : 현 삼성서울병원 전임의, 주요 진료분야는 배뇨장애 및 일반 비뇨기과학이다.

- **이신우** : 가천의대 졸업, 길병원 인턴 수료, 삼성서울병원 레지던트 임상강사(2년)를 수료하고 현재 경상대병원 비뇨기과 임상조교수로 재직하고 있다.

- **한덕현**: 연구분야 키워드는 요관스텐트, 요도스텐트, 내시경, 복강경, 로봇수술, 수술기기, 요로결석이다. 현재 식품의약품안전처 '의료기기위원회 전문가' 로 활동하고 있다.

- **이종희**: 10여 년에 걸친 다양한 레이저 임상경험을 바탕으로 레이저 치료기기의 안정성 및 효능에 대한 임상연구를 주로 시행하고 있다.

- **홍성화**: 주요 연구 분야는 청각학(특히 전기 생리학, 청각 인지 과학), 보청기 관련 연구, 인공와우 관련 연구 등이다.

- **최동일**: 영상의료기기 임상시험 관련 수차례의 국책 과제를 획득하였고 소동물 자기공명영상을 이용한 분자영상 국책과제도 수행하였다. 최근에는 임상시험 전 영상의료기기 개발단계 과정부터 참여하고 있다.

- **함태수**: 마취통증의학에 사용되는 의료기기 임상시험 및 연구 개발을 수행하고 주로 생체신호에 관련된 연구를 하고 있다. 주요 연구과제로 카드형 모바일 혈압계 및 식도 체온계 임상시험 및 산업부 과제인 핵심의료기기 제품화 사업의 하나로 국산 infusion pump명품화, 식약처 과제로 의료기기 안전성 정보 모니터링을 지속적으로 진행하고 있다.

- **최병옥**: 보행장애가 있는 말초신경계 희귀질환을 가진 환자들을 위한 wearable robot, foot insole 등의 의료기기 개발 및 임상시험을 진행하고 있다.

- **장혜련**: 진료분야는 사구체 신질환, 혈뇨, 부종, 단백뇨, 당뇨성 신질환, 급성 신부전, 만성 신부전, 고혈압성신질환, 혈액투석이다.

- **김상준**: 3D 스캐너 및 3D 프린터를 이용하여 의지, 보조기 등 재활치료에 필요한 기기들을 제작하며, 임상 시험을 시행하고 있다.

- **이현**: 진료분야는 호흡기 일반 질환이다.

- **오동렬**: 두경부암과 폐식도암의 방사선 치료를 전문으로 하고 있다. 현재는 식도암 치료 데이터를 통해 국내 환자들에게 도움이 될 수 있는 편평성상피세포암과 NTK 림프종의 치료 근거 마련에 박차를 가하고 있다.

- **김상진**: 24주 이하 초미숙아의 90% 정도에서 생기는 미숙아망막병증 치료를 선도하고 있다. 현재는 망막질환의 대표적인 혈관질환의 새로운 치료법 개발 및 줄기 세포를 이용한 연구를 활발히 진행하고 있다.

- **정병창**: 진료분야는 진료분야방광암, 신우암, 요관암, 전립선암, 신장암 등이다. 비뇨기암 수술 분야에서 싱글포트 복강경 수술 100례 달성 등의 이력이 있다.

- **육순현**: 의공학을 전공하였으며, 보청기의 음성신호처리 알고리즘 개발 및 관련 임상 연구를 수행하였고 현재는 초음파를 이용한 촉각 연구를 수행하고 있다.